中医特色疗法治百病丛书

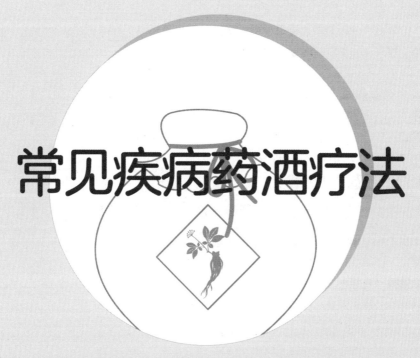

常见疾病药酒疗法

杨静娴　主编

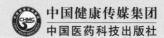
中国健康传媒集团
中国医药科技出版社

内容提要

本书根据中医理论，精选了最适合防病治病的古今药酒方，以帮助人们更好地利用药酒养生、治病疗疾。本书内容包括药酒疗法基本常识和内科常见疾病药酒疗法两部分，收录了内科常见病百余首特效药酒良方，用简单、精准的方法，告诉人们养生药酒的制法、功效、用法等，让人们在品尝佳酿中防治疾病，益寿延年。

本书可为家庭和个人养生保健、防病疗疾提供指导，也可为医疗、科研、生产单位等研究、开发药酒提供参考。

图书在版编目（CIP）数据

常见疾病药酒疗法 / 杨静娴主编 . —北京：中国医药科技出版社，2020.3

（中医特色疗法治百病丛书）

ISBN 978-7-5214-1559-9

Ⅰ . ①常… Ⅱ . ①杨… Ⅲ . ①药酒—验方 Ⅳ . ① R289.5

中国版本图书馆 CIP 数据核字（2020）第 017125 号

美术编辑　　陈君杞
版式设计　　锋尚设计

出版　中国健康传媒集团 │ 中国医药科技出版社
地址　北京市海淀区文慧园北路甲 22 号
邮编　100082
电话　发行：010-62227427　邮购：010-62236938
网址　www.cmstp.com
规格　710×1000mm　$^1/_{16}$
印张　18$^1/_2$
字数　304 千字
版次　2020 年 3 月第 1 版
印次　2020 年 3 月第 1 次印刷
印刷　三河市万龙印装有限公司
经销　全国各地新华书店
书号　ISBN 978-7-5214-1559-9
定价　59.00 元

获取新书信息、投稿、为图书纠错，请扫码联系我们。

前言

  药酒在我国已有数千年的应用历史，是中医药学的宝贵遗产。用药酒养生防病疗疾是中医学的独特疗法，自古就有很多药酒方被收录在经典的医学著作中，如宋代的《圣济总录》《太平圣惠方》、明代的《普济方》等，均收录了很多药酒良方，因其具有滋补身体、益寿延年、制作简单、疗效确切、便于贮藏等优点，深受历代医家重视，成为中医学的重要治疗方法。随着人们医药知识的日益增长，用药酒以保健强身的越来越多，而且药酒也被广泛应用于某些病证，是中医防治疾病的常用剂型。

  为使人们科学地使用药酒，正确地通过药酒强身健体，我们从古今药酒方中精选了制作简单、经济实用、安全有效的药酒方，以供家庭配制和购买时对症选用和参考。书中收录了内科常见病百余首特效药酒良方，详细地介绍了药酒方的配方、制法、功效、主治、用量用法、注意事项等，告诉人们养生药酒的制法、功效、用法等，让人们在品尝佳酿中防治疾病，益寿延年。另外，我们还简单介绍了药酒的发展与运用、酿制方法、服用方法、贮存条件及制作药酒的常用材料等，让人们对药酒的基本常识有所了解。

  本书可为家庭和个人养生保健、防病疗疾提供指导，也可为医疗、科研、生产单位等研究开发药酒提供参考。

  由于编者学识所限，本书难免有疏漏之处，敬请广大读者提出宝贵意见以利今后改进提高。

编者

2019年9月

目录

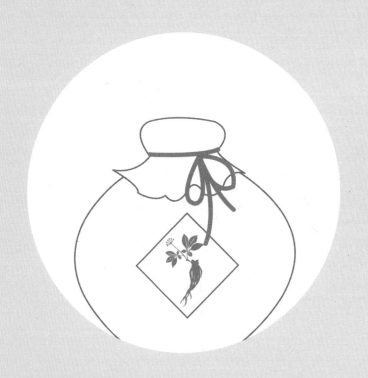

第一章

药酒疗法
基本常识

• 药酒的发展与运用

• 药酒的酿制

• 药酒的服用方法

• 药酒的贮存

• 药酒常用材料

第一节 药酒的发展与运用

酒，因其具有行血脉、散寒气、通阳气等功效而被我国医家广泛推崇，其药用价值十分可观。随着中药方剂的发展和人们对酒为药用认识的逐渐深入，在临床上已经将酒与药结合，使药增酒性、酒助药行，相得益彰。药酒应用于医疗保健是我国医药发展史上的伟大创举，也是我国人民对人类医疗事业的重大贡献之一。

药酒是作为中医药常用剂型——酒剂的别称，在数千年的中医药史中，它有着悠久的历史和广泛的应用。

一、酒的传统药用

中国酒文化的历史源远流长，历经数千载而不衰。含有糖的野果自然发酵酿成酒的现象，在新石器时代以前就被人们加以利用了。在仰韶文化早期出土的文物当中，已经有彩陶类别的酒器，这说明距今6000年前已经出现用发酵的谷物酿制酒醴的工艺，而到了龙山文化后期，先民的酿酒和饮酒已经成为人们生活中平常之事。

酒的发明和用酒治病是对医疗事业的重要贡献，我国最早的医学著作《黄帝内经》中详细论述了由五谷制成的酒类在防病治病方面具有的重要作用，最有名的著作为李时珍的《本草纲目》，记载了200多首用酒治病的验方，例如用烧酒灰汤治疗鹅掌风、烧酒入飞盐治疗冷气心痛、烧酒温饮治疗寒湿泄泻和阴毒腹痛、火酒滴耳取耳中异物、醇酒灌服治疗卒中惊死、暖酒淋洗治蛇咬成疮等。

酒既具有通经活络、振奋精神、祛瘀散寒，也具有通血脉、行药势的作用。南朝陶弘景所著的《本草经集注》对前代药物作了一次重要总结，其中记载："药家多须以行其势"；元代医家王好古，师从金元时期易水学派的杰出医家张元素、李杲，王好古推崇仲景学说，注重伤寒阴证的研究，他的《汤液本草》记载："酒能行诸经不止"。黄宫绣的《本草求真》是清代一部重要的药物学专著，记载："酒性种类甚多，然总由水谷之精，熟谷之液，酝酿而成。故其味有甘有辛，有苦有淡，而性皆主热。"

酒还具有消毒杀菌的功效。出土于马王堆汉墓的医书《养生方》记载："（去毛方）以五月拔，而以稊醴傅之"。其中，"稊醴"是指上等酒，这里提到"去毛"以"稊醴"洗之，这与现代医学以乙醇消毒杀菌的观念和做法十分相近。《周礼》中还记载："王崩，大肆，以秬鬯渳"，是记载了王去世时，小宗伯用以黑黍酿酒为尸体洗浴，可以使尸身长久保存，这也是借用了酒消毒杀菌的功效。

二、药酒的发明

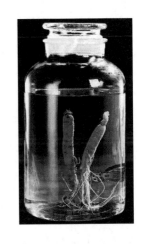

在古代长期的医疗活动中，饮酒治病应用比较普遍。到后来，不局限于单纯用酒治病，人们借助其溶媒性，将药物浸泡在酒中，因而发明了酒剂，也就是药酒。剂型是指原料药加工制成适合医疗或预防应用的形式，称为药物剂型，简称为剂型，它是药物施用于机体前的最后形式。作为中医剂型之一，药酒在中医中药中有广泛的使用，形成了丰富多彩的药酒文化。药酒的制作是配伍合适的中药，经过必要的加工，用适宜的白酒或黄酒为溶媒，浸出其有效成分而制成的澄明液体。也有在酿酒过程中，加入适宜的中药酿制而成的。

最古老的药酒方和其他中药方剂一样是没有名称的，在马王堆出土的帛书中记载的药酒方，就没有具体的名称。这种情况在唐代方书中仍保留很多，例如《千金要方·脾脏下》"治下痢绞痛肠滑不可差方"。《外台秘要》卷15的"疗风痹瘾疹方"等。直至先秦及汉代才有了最早的药酒命名，例如《内经》中的"鸡矢醴"，《金匮要略》中的"红兰花酒"和《伤寒杂病论》中的"麻黄醇酒汤"等，此类命名方法多以单味药或一方中主药的药名作为药酒名称，此方法成为后世药酒命名的重要方法。汉代之后，药酒命名的方法日渐增多，传统命名的方法，归类有下列几种：

（1）单味药配制的酒，用药名作为酒名，例如鹿茸酒。

（2）二味药制成的药酒，大多二药联名，例如五倍子白矾酒。

（3）多味药制成的酒用一个或两个主药命名，如羌独活酒；用概要易记的方法命名，例如五蛇酒、五精酒、五枝酒、二藤酒。

（4）以人名为药酒名称，例如仓公酒、史国公酒、北地太守酒等，以表纪念。为了区别，有时也用人名与药名或功效联名的，例如崔氏地黄酒、周公百岁酒等。

（5）以功能主治命名，例如安胎当归酒、愈风酒、红颜酒、腰痛酒。这一命名方法，在传统命名方法中也占一定比重。

（6）以中药方剂的名称直接作为药酒名称，例如十全大补酒、八珍酒等。

除此之外，还有一些从其他各种角度来命名的药酒，例如白药酒、玉液酒、紫酒、仙酒、青囊酒等。

三、药酒的特点

药酒的广泛运用，除了对人类健康具有多种益处外，还因为药酒与其他药物相比，具有下列8个鲜明的特点。

（一）配制简单

药酒的配制方法极其简单，容易掌握，而且配制过程中无需特殊的器具与条件，适合在家制作。

（二）加减灵活

药酒的配方保留了汤剂的特点，可根据季节气候、地域环境、个体体质、病情进展等具体情况加减调整，使用灵活方便。并且，药酒属于均匀溶液，单位体积内的有效成分相对固定，按量服用，治疗用量比汤剂更容易调节。

（三）应用广泛

药酒具有防治并举的特点，适用于预防、治疗、康复、保健、美容等多个方面，临床可治疗内科、外科、妇科、儿科、皮肤科、骨伤科、五官科、肿瘤科等多科疾病，急性病和慢性病都可以使用。尤其是保健类药酒，具有滋补气血、温肾壮阳、养胃生精、强心安神之功，日常服用可调理脏腑、气血、阴阳偏失，增强人体的免疫功能与抗病能力，防止病邪对人体造成侵害，发挥保健作用；病时服用还可以祛除病邪，促进病体早日康复。

（四）滋味可口

一般中药滋味苦涩，有些药物如白花蛇、五灵脂等还有腥膻之味，难以下咽。酒能消除或掩盖这些药物的不良味道，容易下咽，并且多数药酒加有糖、蜂蜜等，能调节异味，改善口感，服用舒适，所以服用药酒既无"良药苦口"的烦恼，也无打针补液的痛苦，给人带来的是一种独特的享受，无论是好酒者还是不好酒者都可接受。

（五）吸收迅速

中医认为酒入血分，有宣行走窜之性，可以加速血液循环，使药物中的有效成分不需要经过消化道吸收，即透过消化道黏膜，直接进入血液循环，可快速的发挥治疗作用，特别适合于急需用药的人。研究表明，药酒通常比汤剂的治疗作用快4~5倍。

（六）药效较强

酒有引经作用，可引导诸药直达病所，选择性地治疗某经病变。例如"大黄酒浸入太阳经，酒洗入阳明经（《汤液本草》）"。酒是一种有机溶剂，具有良好的穿透性，方便进入药材的组织细胞中，溶解大部分水溶性物质和需要非极性溶剂的有机物质，最大限度地保留药物中的生物活性物质，提高有效成分的浓度。

（七）服用方便

因为药酒可使中药的有效成分充分溶解，所以它的有效剂量比汤剂、丸剂都要小，使用起来比较方便，而且内服、外用均可，避免了每天都要煎煮汤药的麻烦，省时省力，随用随取，尤其适合于生活紧张，以及慢性病、体质差或须长期服药的患者使用。

（八）储存方便

药酒的盛装器具多无特殊要求，剂量可浓缩。而且，酒具有杀菌防腐作用，含20%的乙醇即可防腐，含40%以上的乙醇能延缓多种药物成分的水解，相对于其他剂型的药物更稳定，只要配制适宜、遮光密封保存，即便经历较长时间，也不易腐败变质。

四、药酒的分类

我国的中药资源非常丰富，并且还有很多此类资源还在发掘研究之中，这就直接表明了我国药酒资源的种类繁多。目前，我国药酒种类究竟有多少种，还是很难统计的。药酒的功效主要由中药处方来决定，不过和酒的性质也有一定关系。就酒这种对中药有着良好溶解性的溶剂来说并不只限于白酒，也可以使用米酒、黄酒或果酒。药酒怎样分类，目前仍没有一个统一的规定，通常有以下几种分类法：

（一）按给药途径分类

我国的药酒按照给药途径来分类，主要可分为内服与外用两大类。

1. 内服药酒

指口服后起全身保健或治疗作用的药酒。内服药酒的数量大，工业化生产品种和数量均高，是中药药酒的主要产品。

2. 外用药酒

指主要作用于皮肤、穴位、黏膜或者敷、揉患处，产生局部药理效应与治疗作用的药酒。

（二）按功能分类

中药药酒按功能可以分为下列几种，此分类方法较为常用。

1. 滋补保健药酒

此类药酒的主要作用是对人体的阴、阳、气、血偏虚起到滋补保健作用，使人体各个器官保持正常、协调运行，从而促进身体健康，提高对疾病的抵抗力，精力充沛并且减缓机体衰老，达到益寿延年的目的，例如补气养血酒、补肝肾强筋骨药酒等。

2. 治疗性药酒

此类药酒主要以治疗某些疾病为目的，例如风湿痹症药酒、消化器官疾病药酒、皮肤病药酒等。治疗类药酒还可以根据其适用范围不同进行分类，分为：内科用药酒、外科用药酒、妇科用药酒、骨伤科用药酒、儿科用药酒、皮肤科用药酒、五官科用药酒等。

3. 美容类药酒

此类药酒主要有美容润肤、乌发防脱、生发、除黄褐斑等功效，如乌发酒、红颜润肤酒等。

（三）按使用基酒分类

中药药酒根据制作药酒时使用的原料酒（基酒）的不同，可分为白酒类与其他酒类，包括黄酒类、米酒类、果酒类等。

1．白酒类药酒

指使用蒸馏酒为基酒制备的药酒，所用白酒须符合原卫生部关于蒸馏酒质量标准的规定。蒸馏酒的浓度依据各品种要求而定，内服酒剂应当以谷类酒为原料。我国药典收载的中药药酒，均用白酒制备。

2．其他酒类

指使用黄酒、米酒、果酒等含醇量较低的酒作基酒制成的药酒。因为其醇含量较低，适用于不善饮酒者饮用，这类酒相较于白酒含有葡萄糖、氨基酸、微量元素等多种营养成分，常用于制备保健酒与美容酒。

（四）按制作方法分类

1．浸提类药酒

指使用浸提方法制备的药酒，按浸提温度不同，可分为冷浸法与热浸法；按使用工艺手段的不同，有一般传统药酒和工业化生产的浸制药酒，例如循环法浸渍法、罐组式逆流循环提取法、热回流法以及渗漉法制药酒等。

2．酿制类药酒

即将药物或药汁配合造酒原料、酒曲等，发酵酿制而成。

3．配制类药酒

药材经提取得到提取物，加基酒与其他添加剂配制而成的药酒。

（五）按外观形态分类

1．液体酒

指的是外观形状为液体的药酒，这是常用的药酒。

2．固体酒

指固体状态的药酒，为方便携带，使用环糊精或其他辅料作基料。环糊精可使酒中有用物质全部吸收，可被加工成粉末，饮用时只需将粉末用凉开水溶解即可，其色、香、味均可保持原汁酒的特点。此类酒不多，不过已逐步成为治疗药酒开发的一种方向。

五、酒药的相互作用

酒药结合之后，酒的"内走脏腑、外达皮肤"的通脉功能会将原药材的药效送达于肌体所需之处，随即使酒效和药效相得益彰。例如，由药材枸杞子、熟地黄、当归与溶媒白酒配伍而成的固精酒中，枸杞子性平味甘，归肝、肾经，可以滋补肝肾、益精明目；熟地黄甘而微温，入肾经，具有温肾滋阴、补血填精的功效；当归甘温通经，辛散行气，主入肝经，补血养血之外，还可活血益气。三味药材共浸于白酒中，酒本身能通经脉、窜脏腑，所以使药酒滋而不腻，调血固精的效果尤为明显。

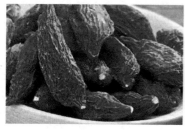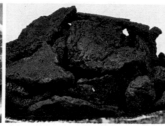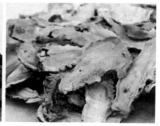

　　酒除了可行药力之外，还能改变某些药材的原有作用归向（即改变药材的"归经"）。例如药材冬虫夏草，性温味甘，主归肾经，是补肾壮阳填精的名贵之品，其主要适用于肾阳虚损的阳痿、遗精等病症，而经冬虫夏草浸制而成的冬虫夏草酒，却是主要用于脂溢性脱发、神经性脱发及小儿生长发育迟缓等症的改善和治疗，这主要是因为药材借助于酒的行运功能改变了原有的功效方向。

 第二节　药酒的酿制

从目前流传的文献来看，我国第一部药物著作——《神农本草经》，只记载了药物宜酒渍及不可入酒者，没有提到药酒的制作。直至公元500年左右，南朝梁陶弘景的《本草经集注》才有"凡渍药酒，随寒暑日数，视其浓烈，便可滤出，不必待至酒尽也。滓可曝燥，微捣更渍饮之"的记载。唐代孙思邈《备急千金要方·酒醴第四》也有专门论述，"凡合药酒，皆薄切药，以绢袋盛药，内酒中，密封头。春夏四五日，秋冬七八日，皆以味足为度，去滓服，酒尽后，其滓捣，酒服方寸匕，日三；大法：冬宜服酒，至立春宜停"。

后来，各家著作对药酒的制作也有类似论述，归类起来大致可分三类。

（1）药物加工，切细成料后直接用酒浸渍而成。

（2）药物用水煮汁加曲酿制而成。

（3）药物用水煮汁酿酒，再浸渍其他药料而成。

例如《千金翼方》中的杜仲酒、麻子酒就是分别用第一、二种方法制作而成的。《备急千金要方》中的术膏酒就是用的第三种方法。大概涉及酒的选择、药料的取材和加工、制备方法、过滤澄清等几个方面。

一、制酒时节

制作药酒的最佳时节是春季和秋季。因为，夏天气温高，乙醇挥发较快，容易丢失有效成分，有些原料也容易变质；冬天过于寒冷，药物有效成分不容易析出。春、秋时节不冷不热，避免了冬、夏两季的不足。并且秋季制备的药酒，储存一段时间后，刚好适合冬季饮用。冬季主收藏，人体活动相对减少，新陈代谢相对缓慢，此时进补易于吸收。同时，养生保健酒多偏温性，在寒冷的冬季也比较容易被人体所接受。

有些古方或民间习俗认为，药酒应该浸泡数月~1年以上才可以喝，其实无此必要。通常浸泡15天~1个月就可以。若为了治病，必须尽早饮用药酒，这时为了使有效成分更快地析出，可不考虑美观，把药材研碎浸泡，反复摇动，放置5~7天后即可饮用。浸酒时须考虑外界气温，气温对药酒的浸泡有直接的影响，气温高则浸泡的时间短些，气温低则浸泡的时间长些。

二、中药材的选取

中药材主要是从药店购买，药材是已经炮制好的，可以直接使用；若是自己采捉来的鲜活植物或动物需要炮制的，必须经过处理方可使用。家庭药酒使用最多的药材有以下几种。

（一）补气药

此类中药以甘温或甘平为主，具有补气功能，主要包括补元气、脾气、肺气和心气，主治各种脏器气虚导致的诸证。在药酒中使用最多的有人参、党参、黄芪、白术、山药、大枣和甘草等。

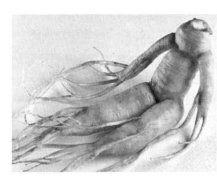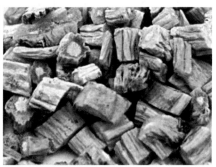

（二）补肾阳药

此类中药甘、辛、咸、温热较多，具有补肾壮阳之功效，治疗各种阳虚证如肾阳虚、脾肾阳虚、肝肾阳虚、肾肺阳虚等证。药酒使用较多的包括有鹿茸、鹿角胶、淫羊藿、仙茅、巴戟天、杜仲、续断、肉苁蓉、补骨脂、菟丝子、沙苑子、蛤蚧、海狗肾或黄狗肾、阳起石等。

（三）补血药

此类中药主要有补血填精功效，主治各种血虚证，常用于补气血药酒，主要有当归、熟地黄、阿胶、何首乌、龙眼肉、楮实子等。

（四）补阴药

此类中药多为甘寒或甘凉性中药，其具有滋阴、润燥、清热之功效，主治肝、肾、脾、胃、心脏的阴虚诸证。药酒使用较多的有沙参、天冬、麦冬、石斛、玉竹、黄精、枸杞子、墨旱莲、女贞子、桑葚等。

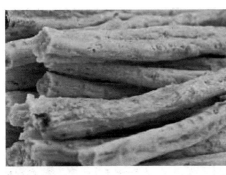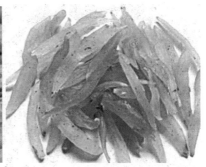

（五）解表祛风寒药

此类中药多为辛温之药，其具有发散肌表风寒邪气之功，多用于风寒证，主要药物有桂枝、生姜、防风、羌活、白芷等。

（六）发散风热药

此类中药多为辛、苦、凉寒之药，其具有发散风热之功，多用于风热感冒、温病初起、邪在肌表。主要药物有薄荷、菊花、葛根、牛蒡子和蔓荆子等。

（七）清热药

此类中药性味为辛、凉、寒，通过泻水、凉血、解毒和清虚热使内热清解，多用于治疗温热病，分为五类。

（1）清热泻火药主要祛实热，有知母、栀子、决明子、竹叶等。

（2）清热燥湿药主要用于湿热病，有黄芩、黄柏、苦参、白鲜皮等。

（3）清热解毒药具有清解热毒之邪作用，主要用于肿毒、丹毒、瘟毒发斑、热毒下痢等，有金银花、板蓝根、野菊花、鱼腥草、马齿苋、绿豆等。

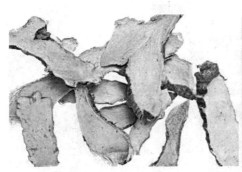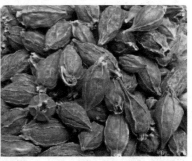

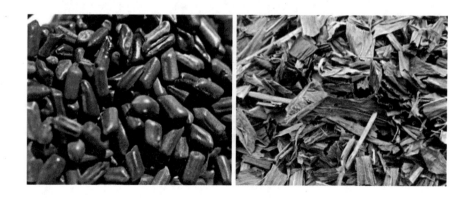

（4）清热凉血药主要用于清血热，多为苦寒或咸寒中药，有生地黄、牡丹皮、赤芍、紫草等。

（5）清虚热中药药性寒凉，主要有地骨皮、青蒿、白薇、银柴胡和胡黄连等。

（八）祛风湿药

此药是在药酒制备中用得较多的中药之一，主要用于治疗风湿痹证，有以下三种。

（1）祛风湿寒药：主要有独活、威灵仙、川乌、草乌、木瓜、松节或松叶、蕲蛇、金钱白花蛇、乌梢蛇等。

（2）祛风湿热药：主要有秦艽、防己、豨莶草、海桐皮、雷公藤、穿山龙等。

（3）祛风湿强筋骨药：主要有五加皮、桑寄生、狗脊、石楠叶等。

（九）收涩药

此类中药具有收敛固涩之功，可固表止汗、敛肺止咳、涩肠止泻、固精缩尿、止遗止带等。药酒中使用最多的有五味子、肉豆蔻、山茱萸、覆盆子、金樱子、莲子、芡实等。

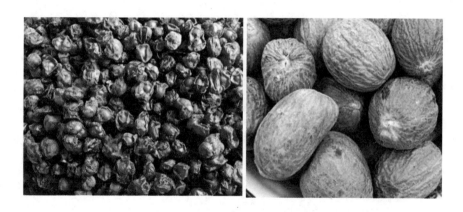

（十）活血化瘀药

此药主要功能活血化瘀或活血祛瘀，用于血瘀诸证。在药酒制备中用得最多的有川芎、丹参、红花、益母草、牛膝、鸡血藤、月季花、骨碎补等。

（十一）理气药

理气药又称行气药，有行气、降气、解郁、散结之功。主要有陈皮、青皮、枳实、木香、沉香、檀香、玫瑰花、薤白等。

（十二）利水化湿药

（1）化湿药有促进脾胃运化、消除湿浊、醒脾化湿之功效，常用的有苍术、砂仁、豆蔻等。

（2）利水渗湿药主要功效有利尿通淋、利水消肿、利湿退黄，常用的有茯苓、泽泻、薏苡仁、车前子、木通、地肤子和萆薢等。

（十三）止血药

此药用于各种出血证，主要有地榆、侧柏叶、白茅根、三七、白芨、艾叶和炮姜等。

（十四）温里祛寒药

此药性味辛、温热，所以又称祛寒药。在药酒应用较广，主要有制附子、干姜、肉桂、吴茱萸、丁香、花椒等。

（十五）其他

在药酒制作中，用得较多的中药材还有消食药如山楂，安神药如朱砂、酸枣仁、柏子仁、远志肉、灵芝；息风止痉药如天麻；开窍药如石菖蒲等。

三、基酒的选取

用来配制药酒的基质酒主要有两类，分别是蒸馏酒和发酵酒。蒸馏酒由淀粉、糖类发酵蒸馏而成，例如米酒、烧酒、大曲酒等，乙醇含量较高。发酵酒，主要由含淀粉、糖类的物质发酵过滤而成，例如黄酒、葡萄酒、果露酒等，乙醇含量较低。除此之外，医用乙醇也可用来制作药酒。但工业乙醇（假酒常含工业乙醇）含甲醇，能够在肝脏代谢成甲醛，可以选择性地破坏视神经和中枢神经，导致头痛、头晕、呕吐、抽搐、全身疼痛和多种视觉症状，甚至失明等，所以不可以用来制作药酒。总体而言，制作药酒的基质酒必须是具有"香、甘、清"特点的优质酒，即闻着气味芳香、浓厚、强烈，尝起来味道甘美如乳，看起来酒色清亮透明。

制作药酒一般选用50~60度的白酒。因为白酒容易获得，乙醇度数较高，便于药物有效成分的析出，并且高度白酒可以杀灭药物中黏附的有害微生物，防止药酒腐败变质。不过，基质酒的浓度并不是越高越好。基质酒的浓度太高，刺激性比较强，难以下喉，而且会吸收药材中的水分，导致药材脱水变硬，有效成分难以溶出。需要注意的是，基质酒浓度过低，药物有效成分不易溶出，会降低药酒功效，且药酒容易变质，不易保存；药物苦味物质容易溶出，影响药酒气味和味道；同时，中药材吸水膨胀，不易去渣，有效成分损失较大。一般来说，动物类药材的基质酒浓度应适当高些，以纠正异味，便于有效成分析出；祛风湿类药酒的基质酒浓度也应该高些，以增强祛风活血的作用；滋补类药酒的基质酒浓度应适当低些，便于药物缓慢见效；不善饮酒者制作药酒的基质酒，应选低度白酒、黄酒、米酒或果露酒等，并适当延长浸出时间、增加浸泡次数或用热浸法，以增加有效成分的析出，弥补乙醇度数不高的缺陷。同时，要按照药物的吸水量和用量，选择适量基质酒。药物吸水量多，酒与药物重量比为（8~10）:1。药物吸水量少，酒与药物重量比为（5~7）:1。

四、制作工具

制造药酒，首先要选择制造工具，不但需要好酒好药材，还需有合适的容器，方可泡出好药酒。部分人只注重所用的原料酒和药材，对于容器则比较随意，认为随便在家中找个罐子就可以，这样很有可能泡出来的药酒不但无益于健康，还有害于身体。

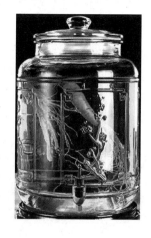

按照中医学传统的习惯，煎煮中药通常选用砂锅，这是有一定科学道理的。有些如铁、铜、锡之类的金属器皿，煎煮药物时容易发生沉淀，降低溶解度，很有可能器皿本身与药物及酒发生化学反应，影响药性的正常发挥。因此配制药酒要用一些非金属的容器，例如砂锅、瓦坛、瓷瓮、玻璃容器等。

首先来说玻璃容器，民间大多用玻璃容器配制药酒，这是有一定科学道理的，因为既卫生，还可以清楚看见药酒的变化，实用方便。玻璃容器是泡制药酒常选用的工具。玻璃属于无机物，化学性质很稳定，相对于塑料不容易在药酒里浸出有害物质。不过，并不是所有的玻璃容器都可用来泡制药酒，须用食品级玻璃容器，不可以用化工类和回收玻璃制作的容器。除此之外，玻璃容器最好选用磨砂口的，这样可提高密封性。

其次可选择陶瓷容器，陶瓷容器比较精致古典，喜欢用的人较多，但是陶瓷器的釉彩很有可能含有重金属，尤其是铅。所以，新买的陶瓷器，最好用白醋泡洗24小时以上，并且要尽量选用质量较好的陶瓷容器，粗陶容器容易导致渗漏隐患，因此，不宜采用粗陶泡制药酒。很多陶瓷器口部不便于密封，选择容器的时候应注意这一点，尽量选便于口部密封的容器。

对于容器的选择，还应该注意容器的密封性和透明性。容器的密封性必须要好，特别是泡制动物性药酒，如果密封性不好，乙醇发挥厉害，极有可能发生药材腐烂导致药酒发臭报废。泡酒容器有透明和不透明之分。若需要从外观上把握泡制成熟度，就最好选择透明容器，便于观察。若所泡药酒的药材见光易变质，就不能用透明容器。若不需要从外观观察，只须定时浸泡的药酒，则尽量用不透明容器，毕竟药物多数是适宜避光保存的。

五、制作方法

我国传统药酒以浸渍法和渗漉法为主，也包括其他方法。浸渍法主要包括冷浸法、热浸法及恒温法，使用时应当按照药材的药性分别处理。部分有效成分容易浸出的单味，或味数不多的药物，或挥发性较强的药材，可用冷浸法。若药料较多，酒量有限，用冷浸法的有效成分又不易浸出，则应选用温浸法。

（一）冷浸法

将药材切制后，置于容器内，按规定加酒，密封浸泡，通常每日搅拌1次，7日后，改为每周搅拌1次，通常浸泡15天以上，然后取上清液，压榨药渣，压榨液与上清液合并，静置过滤即得。

（二）热浸法

即《本草纲目》中的煮酒法。将药物切制后，放入适宜的容器内，按配方加入适量的酒，密封容器，隔水加热至沸后立即取下，换注到另一个容器内，继续浸泡至规定时间（一般需1个月以上），然后取上清液，药渣压榨后取压榨液，与前取的上清液合并，静置沉淀，过滤即得。

（三）渗漉法

将中药材切制后事先浸泡，待适度膨胀后，装入渗漉筒中。渗漉筒是一种上面敞口，下有渗出口的筒状装置。酒自上流入，缓缓渗过药粉，从下端渗出口流出。此法因酒液的流动，可造成良好的浓度差，便于扩散的进行，所以浸出的效果优于浸渍法，成分提取也较完全。不过，遇酒即易软化结团的药物，会阻塞溶媒所通过的缝隙，则不宜采用此法，但大多数药材可采用。

使用渗漉法时需要注意的是：药材切制加工不可过细；装药粉时，填装压力应均匀，不可过紧或过松；渗漉筒中药粉以装至容积的2/3为宜，不能装满；注入酒液前，应先打开渗出口的阀栓，以排出气体；还须掌握适当的渗漉速度。通常漉液达到所需量的3/4时，就可以停止渗漉，取药渣进行压榨，随即将压榨液与渗漉液合并静置，滤取上清液即得。

目前，部分人认为，浸渍法和渗漉法都存在药渣吸液的问题，压榨法提取效果较差。渗漉法的药渣吸液与浸渍法大致相同，但药物有效成分在药渣中的停留量随着渗漉操作条件和时间（速度）的不同而不同。因为渗漉时间长，导致乙醇和芳香味散失，对药酒的质量有所影响，故主张用浸渍——渗漉——洗涤——甩干的方法制备药酒，能减少有效成分的损失，稳定药酒的质量。具体方法如下：取药材粗末，用较高含醇量的白酒（比成品规定含醇量高10%左右，用量是处方用药量的50%～60%）浸泡2～3周，浸液另器保存。药渣用与成品规定含醇量相同的白酒或糖酒液渗漉（用量为处方用酒量的40%～50%），漉液与前液合并。药渣以适量的蒸馏水洗涤，洗液与前液合并。药渣置离心机内甩干，甩下来的药液与前液合并，过滤。滤液静置、澄清得成品。

（四）加药酿制法

加药酿制法是我国古代常用的制药酒方法，近代较少采用。此方法以米、曲加药，直接发酵成酒。按照处方备好适量的糯米或黄黏米、曲和药材，米用水浸泡，令吸水膨胀，然后再蒸煮成干粥状，再冷却至30℃或略高一些，随即再加入事先已加工好的药材、曲米，拌匀后置缸内糖化发酵。发酵过程中，必须保持适当温度，若温度升高则搅拌，使温度降下来，并可排出二氧化碳，供给酵母氧气，促进发酵。7～14天发酵就可完成，然后经压榨，过滤取澄清酒液。酒液盛入存贮容器后，应隔水加热至75～80℃，以杀灭酵母菌及杂菌，保证质量和便于贮存。

古人采用这种方法时，有些先用水煎药取液，候冷渍曲，待发后再加入蒸好的饭发酵成酒。加药酿制法可以制备低度药酒，在其制法、使用效果等方面有研究的价值。不论采用哪种方法制备药酒，其容器必须确保其不与药材和酒起化学反应，通常用陶瓷、玻璃等制品为宜，不宜使用含铅较多的锡合金器具，以免过多的铅溶进酒中危害健康。容器应有益，既能防止酒的挥发，又能保持酒的清洁。

药酒在制备过程中，还可以按照各品种的不同特点，加入一定量的矫味着色剂，以便于患者服用，缓和药性，提高制剂质量。目前，使用主要是食用糖（包括红糖、白糖、冰糖）和蜂蜜。湖北蕲春地区用真菌竹黄（别名：竹花、竹三七）作药酒天然着色剂，色泽鲜艳而无任何不良反应及毒副作用，是一种发展方向。

六、药酒制作的两大误区

（一）所有药材都能泡药酒

大多数人都觉得只要是药材，都可以用来泡酒。事实并非如此，大部分药物通过乙醇的提取，其有效成分比较容易提炼出来。部分药物的成分是不需要的，例如乌头碱，（存在于川乌、草乌、附子等植物中的主要有毒成分）。民间常用草乌、川乌等植物来泡制药酒，其有毒成分溶解在酒里，容易导致中毒或死亡。所以，并不是所有的药材都可以泡酒。

（二）药酒越陈越上乘

有些人认为，酒是陈的香，药酒也应该是泡得越久越好。其实并不是如此。饮药酒应注意时效，储存得当的情况下，通常优质酒以储藏4～5个月为最佳。若继续长期储存，到一定程度就会使乙醇度下降，乙醇含量低于20%时，不但酒味变淡、香气消失，还会导致药酒里的药物发酵、变质，药效也会受到影响。

第三节 药酒的服用方法

药酒虽然对人体有一定的帮助，但是药酒的服用也非常有讲究，并非所有人都适用。由于配置药材的种类、数量以及基酒不同，各种药酒都有自己的特有性能和适用范围，如果不加以选择而乱饮暴饮，非但无益，反而有害。因此，合理地使用药酒，才能避免药酒的副作用，发挥其优点和特长，从而达到应有疗效。

一、药酒的正确选择

科学选择药酒，是正确发挥药酒效能的前提。科学选酒就是指选用药酒时综合考虑机体状况、体质强弱、病程阶段、年龄大小、性别差异等情况，务求酒气相投。药酒分补益性药酒与治疗性药酒两类，每一类、每一种药酒都有它的适用范围，分别适用于不同的机体状况，不可以见药酒就饮。一般来说，人的机体状况分三类：分别是健康机体、垂病机体和生病机体。健康机体没有任何外显症状和内在问题，阴平阳秘，气血调和；垂病机体，有内在问题，但无外显症状，阴阳、气血失调可自行恢复；生病机体，兼见内外问题和外显症状，阴阳、气血失调不能自行恢复。其中，机体健康者可以运用具有预防保健作用的补益性药酒；机体垂病者，应当按照气血阴阳的偏失情况，有针对性地选择补益性药酒或治疗性药酒，例如阳盛于阴就选用滋阴类药酒，反之则选用助阳类药酒；机体生病者，应该咨询专业医师，按照病因、病机、病位、病程的不同，注意正治反治、标本缓急、脏腑补泻，合理选用药酒，务必祛除病邪、恢复阴阳气血平衡。

中医学认为，机体生病者有阴阳、表里、寒热、虚实之分，选用药酒应区别对待，避免加重病情。例如阳痿有可能是肾阳虚损的虚证，还有可能是湿热蕴结的实证。前者一般适合补肾壮阳类药酒，后者则一般适合清热利湿类药酒，反之则肾阳更虚、湿热更甚，阳痿更重。此外，药酒用补者有补血、滋阴、温阳、益气的不同；用攻者有化痰、燥湿、理气、行血、消积等的区别，不可一概而用。例如，即使虚性阳痿，也有阴虚、阳虚之别。前者一般宜用滋阴类药酒，后者一般宜用助阳类药酒。若阴虚者选用助阳类药酒，则阴伤更甚，阳痿更重；阳虚者选用滋阴类药酒，也会阳气难振，加剧阳痿。总体来说，以心神不安怔忡惊恐为主者，可以选用安神定惊类药酒；以风湿性关节炎及风湿所致肌肉筋骨痛为主者，可以选用祛风除湿类药酒；以筋骨痿软无力为主者，可以选用强筋健骨类药酒；增强机体功能，可以选用强身健体类中药。风湿症状较轻者，可以选购药性温和的木瓜酒、风湿关节酒、冯了性药酒、养血愈风酒；如果患风湿多年，肢体麻木，半身不遂者，则一般宜选购药性猛烈的三蛇酒、五蛇药酒、蕲蛇药酒等。体虚者用补酒，血脉不通者则用行气活血通络的药酒；有寒者用酒宜温，而有热者用酒宜清。

除此之外，不同的人具有不同的先天禀赋和体质，在选用药酒时也应当兼顾考虑。中医学素有"瘦人多火，肥人多湿"之说，认为形体消瘦的人，偏于阴虚血亏，较易上火、伤津；形体肥胖者，偏于阳虚气虚，容易生痰、怕冷。所以，对身体瘦弱的人，应多选用滋阴补血、生津的药酒；身体肥胖的人，则多选用助阳补气的药酒。

二、药酒的科学服用

（一）服用要适量

古今中外对饮酒利害均有所争议，关键在饮量的多少。宋代邵雍诗曰："人不善饮酒，唯喜饮之多；人或善饮酒，难喜饮之和。饮多成酩酊，酩酊身遂疴；饮和成醺酣，醺酣颜遂酡。"这里的"和"即是适度，无太过，亦无不及。太过伤损身体，不及等于无饮，更起不到养生作用。即使是滋补类药酒，也不宜多饮。例如体质壮实无病的人，过量服用含人参的补酒，会导致胸腹胀闷、不思饮食；多服含鹿茸的补酒，会导致发热、烦躁甚至鼻出血等症状。所以，饮用药酒的量应当按照各人的耐受力和使用目的而定，通常以每次饮用10~30ml为宜。平时习惯饮酒的人，饮用药酒的量可以稍多于一般人，但也要注意分寸，不宜过量。年老体弱者，应当适当减少饮用量。不善饮酒的人饮用药酒，应从小剂量开始，逐步递增到需要服用的量，也可以将药酒按1:（1~10）的比例与加糖的冷开水混合，再按量服用。此外，治疗性的药酒，病愈后通常不宜再服。滋补性药酒则须较长时间饮服才能奏效。

（二）辨证服用

服用药酒通常需要中医师诊疗，进行辨证服用。每一种酒都有其适应范围，超过适应范围不但不能够达到强身健体或治病调养的疗效，反而还可能加重病情，甚至导致中毒等不良反应。特别是保健类药酒，更应当根据自身的年龄、体质强弱、嗜好等选择性服用。因为保健性药酒大多以补益强身为主，如果饮用不当，则容易产生不良后果。而一般治病的药酒，大多功效、主治比较明确，患者也应在医生明确诊断后再选择服用。

（三）适时服用

为了充分发挥药酒的功效，减少其副作用，在服用时间上需要特别注意。饭前服，一般是指饭前10~60分钟饮用。饭后服，则是指在饭后15~30分钟饮用，因为这时胃中有食物，可以减轻药酒对胃的刺激。空腹服用，主要为了使药酒中的药物迅速进入胃肠，并且被充分吸收。睡前服，是指睡前15~30分钟服用，能及时入眠。

（四）适温服用

药酒温度应当适宜，药酒宜冷饮或宜温饮，历来都有不同观点。主张冷饮的观点认为，酒性本热，如果热饮则热更甚，易于损胃。如果冷饮，则以冷制热，无过热之害。清朝徐文弼则提倡药酒温饮，他明确指出，"酒最宜温服""热饮伤肺""冷饮伤脾"，故药酒以温饮为宜，热饮、冷饮皆不足取。

（五）区分内服外用

药酒通常分为外用和内服两种，大多数不能混用。原因有三方面：一是外用药酒大多含有毒物质，外用时人体吸收较少，内服则人体吸收多，容易出现中毒反应，从而减灭药效，因此应当以外用为佳。另外，某些药酒中的有效成分必须与胃酸反应才能起作用，外用则无效；或在体内缓慢吸收、持续起效，改外用后可能由于药力过猛而导致一些不良后果。

三、药酒的服用禁忌

（一）药物禁忌

药酒具有偏性，既要避免不同作用的药酒同时、交叉使用，也要避免与某些西药混用，不然容易出现一些不良反应。

1．引发乙醇中毒

服用药酒后，若再服用头孢菌素类药物（例如头孢哌酮、头孢美唑、头孢甲肟、头孢米诺、头孢曲松、头孢唑啉、头孢氨苄、头孢拉定、头孢克洛等）、硝咪唑类药物（例如甲硝唑、替硝唑、奥硝唑、赛克硝唑等）、磺胺类药物（例如磺胺嘧啶、磺胺甲噁唑等）、呋喃唑酮（痢特灵）等抗微生物感染药，药酒中的乙醇代谢受阻，积蓄在血液中，容易引起乙醇中毒，轻则会出现面红、眼结膜充血、头晕、出汗、恶心、呕吐、口干、胸痛、心跳加快、视力下降和呼吸困难等症状，重则会发生呼吸抑制、心律失常、休克甚至死亡。所以，使用上述药物期间及停药4～5天内禁止服用药酒。

2．降低西药疗效

药酒中所含的乙醇能够减少维生素B_1、维生素B_2、烟酸和地高辛等药物的吸收。药酒与补血剂硫酸亚铁合用后，容易形成沉淀。药酒与维生素K、安络血等止血药同用，不仅能够抑制凝血因子，而且能够扩张末梢血管，对抗止血作用。此外，少量药酒还能够诱导肝药酶活性，加速异烟肼、苯巴比妥、苯妥英钠、华法林、普萘洛尔（心得安）、安乃近、甲苯磺丁脲等药物的代谢，从而降低血药浓度，造成降低西药的疗效。

3．增加毒副反应

二甲双胍、苯乙双胍（降糖灵）等降糖药物与药酒同用时，可以导致乳酸中毒。药酒与胰岛素、甲苯磺丁脲、格列本脲（优降糖）等降糖药合用，能够刺激胰岛β细胞分泌胰岛素，从而引起严重的低血糖反应和不可逆的神经系统病变，常见头晕、呕吐症状，严重者可有精神错乱、平衡失调、惊厥、昏迷等。药酒与硝酸甘油等抗心绞痛药合用，能够抑制交感神经和血管运动中枢，减弱心肌收缩力，扩张心肌血管，轻则会加剧头痛，重则会引起血压下降、血脂升高、胃肠不适等症状，严重者会发生昏厥。药酒与利血平、胍乙啶、地巴唑、肼苯哒嗪、硝苯地平等降压药合用，与氢氯噻嗪（双氢克尿噻）、依他尼酸（利尿酸）、呋塞米（速尿）、氯噻酮、螺内酯等利尿药同用，均能扩张血管，使人感到头晕，出现直立性低血压、虚脱等。药酒与帕吉林（优降宁）合用，轻则会出现胸闷、呼吸困难、恶心、呕吐等不适，重则因血压突然升高而出现高血压危象，甚至发生死亡。药酒与抗肿瘤药甲氨蝶呤，解热镇痛药乙酰氨基酚，抗结核药异烟肼、利福平，抗微生物感染药四环素、氯霉素、酮康唑等合用，会影响胆碱的合成，从而诱发或加重肝损害，升高谷丙转氨酶，引起肝昏迷和呼吸抑制。药酒与抗过敏药赛庚啶、苯海拉明、异丙嗪（非那根）、氯丙嗪、氯苯那敏（扑尔敏），与镇静催眠药苯妥英钠、苯巴比妥、氯丙嗪（冬眠灵）、氯氮䓬（利眠宁）、地西泮（安定）等合用时，能够抑制中枢神经系统，轻则使人昏昏欲睡，重则会引起呼吸困难、血压下降，甚至因呼吸中枢麻痹而发生死亡。药酒与解热镇痛药阿司匹林、保泰松、布洛芬、对乙酰氨基酚、吲哚美辛以及水杨酸类抗凝药等合用，能够增加药物对胃黏膜的刺激，从而抑制胃黏膜分泌，增加上皮细胞脱落，破坏胃黏膜对酸的屏障保护，阻断维生素K在肝脏的作用，阻止凝血酶原在肝脏中的形成，进而诱发胃溃疡或引起急性出血性胃炎，加重出血。药酒与单胺氧化酶抑制剂苯乙肼等药物合用，会造成兴奋过度，容易引起血压过高而导致脑出血。药酒与地高辛等洋地黄制剂同用，会降低血钾浓度，增强机体对洋地黄类药物的敏感性，进而导致中毒。因此，要避免药酒与某些西药混用。

（二）病证禁忌

并不是所有疾病均可以用药酒进行治疗的，不宜饮酒的病症是不能用药酒治疗的。例如对于慢性肾功能不全、慢性肾炎、慢性结肠炎和肝炎、癫痫、肝硬化、心脏功能不全等，这些疾病的患者是不能饮酒的，即使药酒也不宜饮用，以免加重病情。此外，酒还会刺激胃肠道、咽喉部等，出现激惹反应，加重胃溃疡、慢性胃炎、咽喉部炎症等疾病。需要注意的是，对酒过敏的患者，也不宜饮用药酒。有突发性疾病、传染病及其他严重并发症时，也应当停止服用药酒。

（三）年龄禁忌

儿童和少年的大脑皮质功能发育尚不完善，身体器官仍正处在生长发育时期，易受到乙醇的伤害，从而导致急性胃炎、胃溃疡甚至肝硬化等疾病，因此儿童和少年人群不宜饮用药酒。如果确实因为病情需要，也应当严格遵医嘱，进行监控，尽量外用，中病即止。老年人由于新陈代谢功能相对缓慢，饮用药酒也应当有所减量，不宜多饮。

（四）生理禁忌

妇女在怀孕期、哺乳期时，不宜使用药酒，以免乙醇影响胎儿或者婴儿的生长发育，造成畸形或智力发育障碍；妇女在行经期，如果月经正常，也不宜用活血功效较强的酒。另外，年龄愈大，则新陈代谢愈慢，服用药酒应当有所减量。儿童生长发育尚未成熟，脏器功能尚未齐全，所以一般不宜服用药酒。

（五）饮食禁忌

中医学认为，食物可以分为三类：一是温热性食物，例如姜、蒜、胡椒、辣椒、狗肉、羊肉、鹿肉等；二是平性食物，例如大米、玉米、大枣、花生、芝麻、木耳、丝瓜、香菇、鸡蛋、鹌鹑等；三是寒凉性食物，例如梨、西瓜、藕、黄瓜、冰糖、豆腐、萝卜、紫菜、田螺等。

按照中医学理论，食物也有药效。因此，服用药酒时，应当避免进食药效相反的食物。服用寒凉的药酒时，忌食温热性食物；服用温热的药酒时，忌食寒凉性食物；服用芳香燥湿的药酒时，忌食肥甘厚腻的食物；服用滋阴的药酒时，忌食芳香温燥的食物；服用补气的药酒时，忌食海带、绿豆、薏苡仁等滑利下行的食物。同时，中医古籍中记载有许多中药不能与食物同时服用，例如荆芥忌鱼鳖，薄荷忌蟹肉，甘草、黄连、桔梗、乌梅忌猪肉，常山忌葱，地黄、何首乌忌葱、蒜和萝卜，丹参、茯苓、茯神忌醋，土茯苓、使君子忌茶等，服用药酒时也应当注意这些食物。此外，服用药酒时不宜加入糖或冰糖等，以免影响药效作用，可以适当加一点蜜糖，因为蜜糖性温和，加入药酒后不仅可以减少药酒对肠胃的刺激，而且利于保持和提高药效。

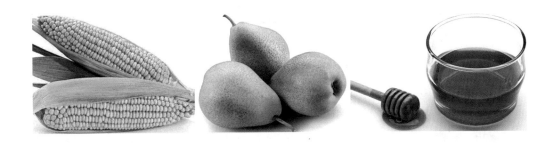

四、药酒的服用反应

服用药酒后，如果出现口麻、眩晕、呕吐等不良反应，应当警惕中毒，并且立即停用药酒。不善饮酒者或老年人，服用药酒后，如果出现呕吐、眩晕、心跳加快、血压升高等反应，可能是醉酒或中毒，应当停止服用，或者在医师指导下服用。

五、外用药酒使用注意事项

（1）使用外用药酒时，必须做好标记，并且另处放置，以免被误作内服药酒饮用。

部分专供外用的药酒药物浓度较高，或其有毒药物的用量较大。外用药酒经过使用后，受到污染，不宜再作内服。

（2）使用跌打损伤类外用药酒时，按摩手法宜先轻后重，临近结束时再逐渐减轻；对于软组织损伤，出现局部皮下出血、红肿者，宜先冰敷，24小时内不宜使用药酒按摩患处。

（3）如果有皮肤损伤，则不可使用药酒。

（4）以药酒按摩，不宜用于新鲜的骨折、关节脱位等。心、肝、肺、肾有严重疾患者也不宜使用药酒按摩。

（5）对于骨肿瘤、骨结核、软组织化脓性感染等疾病，只可在疼痛较重处作表面涂抹，不可施以重压，以免病灶扩散。

六、家庭解酒简易疗法

醉酒，在医学上称为乙醇中毒。发生严重醉酒时，应当去医院找医生治疗；对于一般醉酒，可以采用以下简易疗法。

（1）取适量芹菜，洗净切碎捣烂，用纱布包裹压榨出汁饮服，可以解酒醉后头痛脑胀，颜面潮红等症。

（2）取适量大白菜，洗净，切成细丝，加醋、砂糖拌匀，腌渍10分钟，食用，清凉、酸甜，解酒。

（3）取淡豆豉30g，葱白10根，加水600ml，煎至300ml饮服。

（4）取萝卜叶、大米各50g，鸡蛋清3枚。将萝卜叶洗净、切碎与米放入锅中，加入适量清水煮成粥，待凉后，加鸡蛋清调服。

（5）将鲜藕捣烂取汁饮服，对消除醉酒症状有一定的功效。

（6）取荸荠10只，洗净捣成泥状，用纱布包裹压榨出汁，饮服。此法最适宜解饮高粱酒等烈性酒醉者。

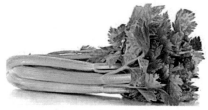 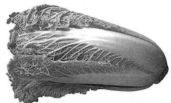 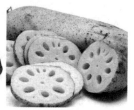

（7）酒后饮鲜榨甘蔗汁或啃甘蔗2～3节，可以明显缓解醉酒症状。

（8）取绿豆、红小豆、黑豆各50g，加入甘草15g，煮烂，豆、汤一起服下，能够提神解酒，从而减轻乙醇中毒。

（9）取生白萝卜500g，捣碎取汁，饮服，或适量吃些生白萝卜，均可以醒酒。

（10）醉酒后，立即饮一些食醋或在食醋中加入适量红糖，可以明显解酒。

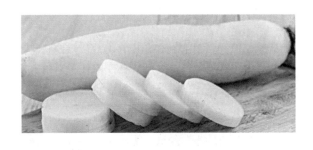

（11）取绿豆50g，甘草10g，加入适量红糖煎服，可以醒酒。如单用绿豆煎汤，也有一定的解酒功效。

（12）取1～2枚生鸡蛋清服下，可以保护胃黏膜，延缓对乙醇的吸收。

（13）取浓米汤，饮服，有解毒醒酒之效；加入砂糖饮用，疗效更好。

（14）饮酒时，宜多以豆腐菜肴作下酒菜，食后可以促进酒中的乙醇迅速排泄。

（15）酒醉后有恶心呕吐者，可以取一小块生姜含于口内，可以止呕吐。

（16）洒数滴花露水在热毛巾上，轻轻擦拭醉酒者的胸背和太阳穴等处，可以减轻醉意。

（17）饮酒前吃下1～2个熟柿子，就不会发生宿醉；宿醉发生时，吃熟柿子可以缓和症状。

（18）饮酒前喝杯温牛奶，可以保护肠胃黏膜，从而延缓乙醇吸收。

（19）醉酒者，如面色苍白、大汗不止、心律失常、呼吸异常以及昏迷不醒时，应当及时请医生出诊或送医院抢救。

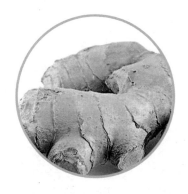

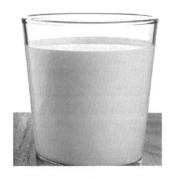

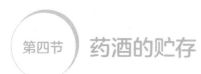

药酒的贮存

目前，很多人都喜欢自己在家里制作药酒，自制药酒既方便又经济实惠，而且喝起来也放心。药酒既可以内服，也可以外用，但药酒不可能一次性就使用完，未使用完的药酒要妥善贮存，如果贮存与保管不善，不但会影响药酒的治疗效果，而且会造成药酒的变质或污染，进而无法再饮用。因此，对于服用药酒的人来说，掌握一定的贮存和保管药酒的基本知识，是十分必要的。

一、药酒的卫生要求

我国酒类的卫生标准主要有两个：一个是蒸馏酒及配制酒卫生标准，其理化指标含有甲醇、氰化物、杂醇油、铅、锰五项；另一个是发酵酒卫生标准，其理化指标含有二氧化硫残留量、黄曲霉毒素、铅、N-二甲基硝胺四项，其细菌指标含有细菌总数、大肠埃希菌群两项。

（一）甲醇

甲醇主要来源于含有果胶物质较多的原料。在发酵过程中，果胶水解，产生了甲醇。甲醇是无色液体，有刺鼻的气味，能够溶解于乙醇和水。甲醇的毒性很大，主要危害人的神经系统，特别是视神经系统，一旦进入人体，就不易排出。甲醇在人体内的代谢产物是甲酸与甲醛。甲酸的毒性比甲醇要大6倍，甲醛的毒性比甲醇大30倍。因此，服用4~10g甲醇，就会引起慢性中毒，其毒性作用主要表现在损伤视力，使视力减退（不能矫正），视野缩小，导致双目失明，直到死亡。因此，在制作药酒过程中，应严格控制甲醇的含量。甲醇的沸点为64.7℃，在酒醅进行蒸馏时，应当采取掐头的方法。

（二）杂醇油

杂醇油是一种高级醇的混合物。白酒中，酿酒原料中的蛋白质经过水解生成氨基酸；氨基酸在酵母分泌的脱羧酶与脱氨基酶的联合作用下，生成了相应的杂醇油。纯净的杂醇油是无色液体，具有刺鼻的气味和辛辣味，杂醇油的毒性比乙醇大很多，其中丙醇的毒性相当于乙醇的8.5倍，异丁醇为乙醇的8倍，异戊醇为乙醇的19倍。杂醇油能够抑制神经中枢，饮后会有头痛、头晕。

（三）氰化物

氰化物来源于酿酒的原料，例如用木薯或代用品酿酒，由于原料中含有苦杏仁苷，苦杏仁苷经过水解而产生有剧毒的氰化物，它能够使饮者出现呕吐、腹泻、气促、呼吸困难、全身抽搐、昏迷等症状，甚至死亡。

（四）铅

酒中的铅来自酿酒的器具，是酿酒器具中含铅量太高所致。白酒中的酸与酿酒容器中的铅相结合所生成的铅盐，溶解在白酒中。铅是一种毒性很强的金属，铅在人体内会出现中毒现象，出现头痛、头晕、记忆力减退、手握力减弱、睡眠不安、贫血等症状，直至死亡。

（五）锰

锰主要来源于酿造过程中使用过锰酸钾处理酒中杂色及异味时的残留。锰是一种毒性很强的金属，会使饮者出现头痛、头晕、失眠、乏力、记忆力降低、性功能减退、四肢酸痛、易兴奋等症状。

（六）二氧化硫

二氧化硫主要是在酿造葡萄酒、果酒过程中为了使醅液起到杀菌、澄清、溶解、增酸和抗氧化作用而添加进去的。大部分二氧化硫在酿造过程中能够消耗掉，只会残留极少一部分。二氧化硫是有毒的无色气体，具有窒息性气味，能够使人出现呼吸困难症状，毒害肺部器官。我国卫生标准规定，以游离二氧化硫计≤0.05g/kg。

（七）黄曲霉毒素

黄曲霉毒素主要来源于酿造黄酒时，选用原料不慎而带进来的。例如，谷物受潮所产生的黄曲霉，在酿造过程中遗留下了毒素，其黄曲霉毒素的毒性很大，是人体的肝脏致癌物。

（八）N-二甲基亚硝胺

N-二甲基亚硝胺主要来源于麦芽。大麦生芽后，进行烘干时，燃料在燃烧过程中产生氧化氮，氧化氮与麦芽中的氨基酸结合而生成了亚硝胺。在麦芽酿造成啤酒后，亚硝胺就被遗留下来了。N-二甲基亚硝胺是有毒物质，也是人体的致癌物。

（九）细菌

细菌主要是在发酵酒酿造过程中，由于选用水质不干净或在酿造过程中有污染，或过滤杀菌不彻底，或酒厂卫生设备差等原因带进来的细菌，人们饮用后易患胃肠病。

二、药酒的贮存保管

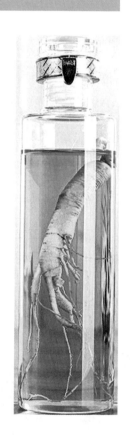

由于药酒中含有乙醇，故不易变质，但如果储存与保管不当，也会变质或污染，轻则影响疗效，重则不能饮用。因此，应当掌握药酒储存和保管的基本知识。

（1）用来配制或盛装药酒的容器必须清洗干净，并用开水煮沸消毒，或用75%的乙醇消毒，并晾干、烤干，以免混入水液，造成感染细菌。

（2）药酒配制好后，应当及时装入有盖且成分稳定的容器里，以细口、长颈的玻璃瓶为宜，并将容器口密封好，避免与外界空气接触而变质。药酒不能存放在金属容器内，因为时间长了易发生化学变化，导致药酒变质。

（3）家庭自制的药酒需要贴上标签，写明药酒的名称、主要功效、配制时间、用法、有效日期等内容，外用药酒还应当贴上醒目的标签，以免时间久了出现混淆，导致误用错饮而引起不良反应。通常情况下，用乙醇浓度低于20度的黄酒、糯米酒等浸泡的药酒，保质期为1个月；用50度以上的白酒配制的药酒，保质期为2～3年。

（4）药酒宜储存在环境清洁、空气清新、温度变化较小的地方，最佳存储温度为10~25℃；且不能与有机溶剂（例如香蕉水、甲醛）、化妆品、汽油、煤油、沐浴露等气味浓烈、刺激性大的物品放在一处，以免串味或污染。此外，要注意防火，不要与蜡烛、油灯等明火放在一处，以免发生火灾。

（5）夏季储存药酒时，注意要避免阳光直接照射。因为强烈的光照可以破坏药酒中有效成分的稳定性，从而降低药酒的功效。冬季储存药酒时，应当注意储存温度不应低于-5℃，尤其是用黄酒或米酒配制的药酒，要避免受冻变质。

（6）使用药酒时，应注意密封，最好每次多盛一些，以减少开启次数。同时，要尽量避免药酒与空气接触，导致功效降低或变质。

第五节 药酒常用材料

一、常用中药材

（一）羌活

入药部位	以羌活的干燥根入药。
性味归经	味辛、苦，性温。归膀胱、肾经。
功效主治	解表散寒，祛风胜湿，止痛。用于风寒感冒，风寒湿痹，项强筋急，骨节酸疼，风水浮肿，痈疽疮毒。
用法用量	煎汤，3~10g。
注意事项	羌活辛香温燥之性较烈，故阴亏血虚者慎用；阴虚头痛者慎用；血虚痹痛忌服。

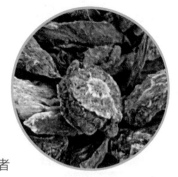

（二）防风

入药部位	以防风的根入药。
性味归经	味辛、甘，性微温。归膀胱、肺、脾、肝经。
功效主治	祛风解表，胜湿止痛，止痉。用于外感表证，风疹瘙痒，风湿痹痛，破伤风正，脾虚湿盛。
用法用量	内服：煎汤，5~10g。外用：适量，煎水熏洗。
注意事项	阴血亏虚、热病动风者不宜使用；血虚发痉、阴虚火旺者慎用。

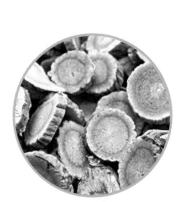

（三）黄芪

入药部位	以豆科植物蒙古黄芪的根入药。
性味归经	性温，味甘。归肺、脾、肝、肾经。
功效主治	补气固表，托毒排脓，利尿，生肌。用于气虚乏力、久泻脱肛、自汗、水肿、子宫脱垂、慢性肾炎蛋白尿、糖尿病、疮口久不愈合。
用法用量	煎服10~30g，大剂量时用到120g。也可以煨汤食疗，入丸、散和浸酒。
注意事项	黄芪性偏温，故对高热、大渴、便秘、湿热内蕴等实热证者忌用；阴虚火旺者慎用。

（四）党参

入药部位	以桔梗科植物党参的根入药，秋季采挖，洗净，晒干。
性味归经	味甘，性平。入手、足太阴经气分，归脾、肺经。
功效主治	补中益气、止渴、健脾益肺，养血生津。用于脾肺气虚，食少倦怠，咳嗽虚喘，气血不足，面色萎黄，心悸气短，津伤口渴，内热

消，懒言短气、四肢无力、食欲不佳、气虚、气津两虚、气血双亏以及血虚萎黄等症。

用法用量 内服：煎汤，9~30g。

注意事项 有实邪者忌服。不宜与藜芦同用。

（五）当归

入药部位 以伞形科多年生草本植物当归的根入药。

性味归经 味甘、辛，性温。归肝、心、脾经。

功效主治 补血和血，调经止痛，润燥滑肠。
用于血虚萎黄，眩晕心悸，月经不调，经闭痛经，虚寒腹痛，风湿痹痛，跌扑损伤，痈疽疮疡，肠燥便秘。酒当归活血通经，用于经闭痛经，风湿痹痛，跌扑损伤。

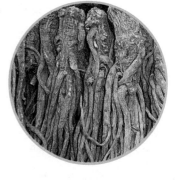

用法用量 内服：煎汤，6~12g；或入丸、散；或浸酒；或敷膏。

注意事项 湿阻中满及大便溏泄者慎服。

（六）白术

入药部位 以白术的根茎入药。

性味归经 味苦，甘，性温。归脾、胃经。

功效主治 健脾益气，燥湿利水，止汗，安胎。
用于脾虚食少，腹胀泄泻，痰饮眩悸，水肿，自汗，胎动不安。土白术健脾，和胃，安胎，用于脾虚食少，泄泻便溏，胎动不安。

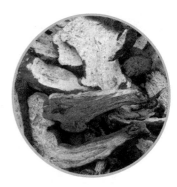

用法用量 内服：煎汤，3~15g；或熬膏；或入丸、散。

注意事项 阴虚燥渴，气滞胀闷者忌服。

（七）桂枝

入药部位 以樟科植物肉桂的干燥嫩枝入药。

性味归经	味辛、甘，性温。归肺、心、膀胱经。
功效主治	发汗解表、散寒止痛、通阳化气。用于风寒感冒、寒凝血滞诸痛症、痰饮、蓄水证、心悸。
用法用量	煎服，3～10g。
注意事项	桂枝辛温助热，易动阴动血，凡外感热病、阴虚火旺、血热妄行等症，均当忌用。孕妇及月经量过多者慎用。

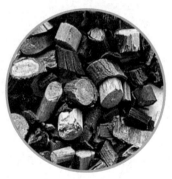

（八）独活

入药部位	以独活的根入药。
性味归经	味辛、苦，性微温。归肾、膀胱经。
功效主治	祛风除湿，通痹止痛。用于风寒湿痹，腰膝疼痛，少阴伏风头痛，风寒挟湿头痛。
用法用量	内服：煎汤，3～10g。浸酒或入丸、散。外用：煎水洗。
注意事项	阴虚血燥者慎服，气血虚而遍身痛及阴虚下体痿弱者禁用。

（九）肉桂

入药部位	以樟科植物肉桂的干皮及枝皮入药。
性味归经	辛、甘，大热。归肾、脾、心、肝经。
功效主治	补火助阳，引火归源，散寒止痛，活血通经。用于阳痿，宫冷，腰膝冷痛，肾虚作喘，阳虚眩晕，目赤咽痛，心腹冷痛，虚寒吐泻，寒疝，奔豚，经闭，痛经。
用法用量	内服：煎汤，1～5g；或入丸、散。外用：研末调敷或浸酒涂擦。
注意事项	有出血倾向者及孕妇慎用，不宜与赤石脂同用。

（十）淫羊藿根

| 入药部位 | 以根及根茎入药。 |

性味归经　味辛、甘，性温。归肝、肾经。

功效主治　补肾壮阳，祛风除湿。用于肾虚阳痿，小便淋沥，喘咳，风湿痹痛。

用法用量　内服：煎汤，9～15g；浸酒、熬膏或入丸、散。外用：煎水洗。

注意事项　阴虚而相火易动者忌服。

（十一）杜仲

入药部位　以杜仲科植物杜仲的干燥树皮入药。

性味归经　味甘，性温。归肝、肾经。

功效主治　补益肝肾、强筋壮骨、调理冲任、固经安胎。用于腰脊酸疼，足膝痿弱，小便余沥，阴下湿痒，高血压、安胎。

用法用量　内服：煎汤，6～15g；浸酒或入丸、散。

注意事项　阴虚火旺者慎服。

（十二）牛膝

入药部位　以植物的干燥根入药。

性味归经　味苦、甘、酸，性平。归肝、肾经。

功效主治　逐瘀通经，补肝肾，强筋骨，利尿通淋，引血下行。用于经闭，痛经，腰膝酸痛，筋骨无力，淋证，水肿，头痛，眩晕，牙痛，口疮，吐血，衄血。

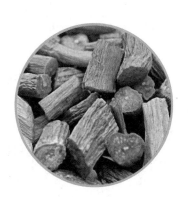

用法用量　煎服，5～12g。

注意事项　孕妇慎用。

（十三）火麻仁

入药部位　以桑科植物大麻的干燥成熟种子入药。

性味归经　味甘，性平。归脾、胃、大肠经。

功效主治　润肠通便。

用法用量　肠燥便秘；风痹；消渴；风水；热淋；痢疾；月经不调；疮癣；丹毒。

注意事项　内服：煎汤，10～15g；或入丸，散。外用：适量，捣敷；或煎水洗。

（十四）荆芥

入药部位	以植物的干燥地上部分入药。
性味归经	味辛，性微温。归肺、肝经。
功效主治	解表散风，透疹，消疮。用于感冒，头痛，麻疹，风疹，疮疡初起。
用法用量	内服：煎汤，3～10g，或入丸、散。外用：适量，煎水熏洗；捣敷；或研末调散。
注意事项	忌驴肉。反河豚、一切无鳞鱼、蟹。

（十五）桑叶

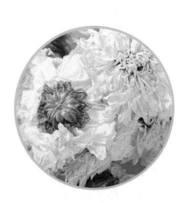

入药部位	桑科植物桑的干燥老叶。
性味归经	味苦、甘，性寒。归肺、肝经。
功效主治	疏散风热，清肺润燥，平肝明目，凉血止血。用于清泄肺肝，如风热袭肺、咳嗽多痰，或燥热伤肺、干咳无痰；以及风热上攻或肝火上炎、目赤肿痛等症。
用法用量	煎服，5～10g；或入丸、散。外用煎水洗眼。
注意事项	桑叶味苦性寒，不适合女性在月经期间服用。

（十六）菊花

入药部位	以植物的干燥头状花絮入药。
性味归经	味苦、甘，性微寒。归肺、肝经。
功效主治	散风清热，平肝明目，清热解毒。用于风热感冒，头痛眩晕，目赤肿痛，眼目昏花，疮痈肿毒。
用法用量	内服：煎汤，5～10g。泡茶或入丸、散。
注意事项	气虚胃寒，食少泄泻者慎用。

（十七）连翘

入药部位 以木樨科植物连翘的果实入药。

性味归经 味苦，平。入心、肝、胆经。

功效主治 清热，解毒，散结，消肿。用于温热，丹毒，斑疹，痈疡肿毒，瘰疬，小便淋闭。

用法用量 内服：9~15g，入煎剂，或入丸、散。外用：煎水洗。

注意事项 脾胃虚弱，气虚发热，痈疽已溃、脓稀色淡者忌服。

（十八）桔梗

入药部位 以桔梗科植物桔梗的干燥根入药。

性味归经 味苦、辛，性平。归肺经。

功效主治 宣肺，利咽，祛痰，排脓。用于咳嗽痰多，胸闷不畅，咽痛，音哑，肺痈吐脓，疮疡脓成不溃。

用法用量 内服：煎汤，3~10g；或入丸、散。

注意事项 本品性升散，凡气机上逆，呕吐，呛咳，眩晕，阴虚火旺咯血等不宜用。用量过大易致恶心呕吐。

（十九）甘草

入药部位 以豆科植物甘草的根及根茎入药。

性味归经 性甘、平，入心、肺、脾、胃经。

功效主治 补脾益气、祛痰止咳、缓急止痛、清热解毒、调和诸药。用于五脏六腑寒热邪气、五劳七伤，能润肺解毒，和中缓急。

用法用量 煎服，1.5~9g。甘草生用性微寒，

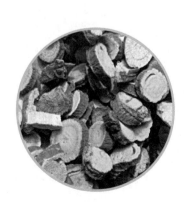

可以清热解毒；蜜制甘草药性微温，可以增强补益心脾之气、润肺止咳。

注意事项 甘草具有助湿壅气之弊，湿盛胀满、水肿者不宜用。剂量大、久服，可以导致水钠潴留，引起浮肿。不宜与京大戟、芫花、甘遂、海藻同用。

（二十）薄荷

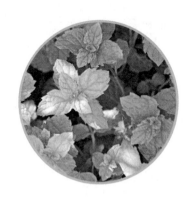

入药部位 以唇形科植物薄荷的全草或叶入药。

性味归经 味辛，性凉。归肺、肝经。

功效主治 疏散风热，清利头目，利咽透疹，疏肝行气。用于外感风热，头痛，咽喉肿痛，食滞气胀，口疮，牙痛，疮疥，瘾疹，温病初起，风疹瘙痒，肝郁气滞，胸闷胁痛等证。

用法用量 煎服3~6g，宜后下。

注意事项 薄荷芳香辛散，发汗耗气，故体虚多汗者不宜使用。

（二十一）麻黄

入药部位 以麻黄科植物草麻黄、木贼麻黄或中麻黄的草质茎入药。

性味归经 性温，味辛、微苦。归肺经、膀胱经。

功效主治 发汗解表，宣肺平喘，利水消肿。用于风寒感冒、胸闷喘咳风水浮肿、支气管哮喘等病症。

用法用量 内服：煎汤，1.5~10g；或入丸、散。外用：适量，研末吹鼻，或研末敷。

注意事项 麻黄发汗力较强，故表虚自汗和阴虚盗汗，喘咳肾不纳气的虚喘者均应慎用麻黄。麻黄兴奋中枢神经，多汗、失眠者慎用麻黄。

（二十二）葛根

入药部位 以豆科植物野葛的干燥根入药。

性味归经 味甘、辛，性凉。归肺、胃经。

功效主治 解肌退热，透疹，生津止渴，升阳止泻。用于表证发热，项背强

痛，麻疹不透，热病口渴，阴虚消渴，
热泻热痢，脾虚泄泻。

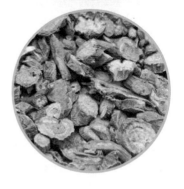

用法用量 煎服，9～15g。

注意事项 虚寒者忌用，胃寒呕吐者慎用。

（二十三）黄芩

入药部位 以唇形科植物黄芩的干燥根入药。

性味归经 味苦，性寒。归肺、胆、脾、大肠、
小肠经。

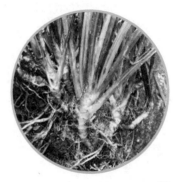

功效主治 清热燥湿，泻火解毒，止血，安
胎。用于湿温、暑湿，胸闷呕恶，
湿热痞满，泻痢，黄疸，肺热咳
嗽，高热烦渴，血热吐衄，痈肿疮
毒，胎动不安。

用法用量 煎服，3～10g。

注意事项 脾胃虚寒者不宜使用。胆结石患者应先咨询医生；孕妇不宜。

（二十四）川芎

入药部位 以伞形科植物川芎的干燥根茎入药。

性味归经 味辛，性温。归肝、胆经。

功效主治 行气开郁，祛除风燥湿，活血止痛。用于风冷头痛眩晕，胁痛腹
疼，寒痹痉挛，经闭，难产，产后瘀阻块痛，痈疽疮疡；月经不
调，经闭痛经，瘕腹痛，胸胁刺痛，跌扑肿痛，头痛，风湿痹痛。

用法用量 内服：煎汤，5～10g；或入丸、散。外用：研末撒或调敷。

注意事项 阴虚火旺，上盛下虚及气弱者忌服。

（二十五）石菖蒲

入药部位 以天南星科植物石菖蒲的干燥根茎
入药。秋、冬二季采挖，除去须根
及泥沙，晒干。

性味归经 味辛、苦，性温。归心、胃经。

功效主治 化湿开胃，开窍豁痰，醒神益智。用于脘痞不饥，噤口下痢，神昏癫痫，健忘耳聋。

用法用量 内服：煎汤，5~10g。或入丸、散。外用：煎水洗或研末调敷。

注意事项 阴虚阳亢、烦躁汗多、咳嗽、吐血、精滑者慎服。

（二十六）蔓荆子

入药部位 以马鞭草科植物单叶蔓荆或蔓荆的干燥成熟果实入药。

性味归经 味辛、苦，性微寒。归肺、膀胱、肝经。

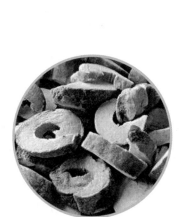

功效主治 疏散风热，清利头目，除湿。用于外感头痛，偏正头风，昏晕目暗，赤眼多泪，目睛内痛，齿龈肿痛，湿痹拘挛。

用法用量 内服：煎汤，10~15g；浸酒或入丸、散。外用：捣敷。

注意事项 血虚有火之头痛目眩及胃虚者慎服。

（二十七）牡丹皮

入药部位 以毛茛科植物牡丹的干燥根皮入药。

性味归经 味苦、辛，性微寒。归心、肝、肾经。

功效主治 清热凉血，活血化瘀。用于温毒发斑，吐血衄血，夜热早凉，无汗骨蒸，经闭痛经，痈肿疮毒，跌扑伤痛。

用法用量 内服：煎汤，5~15g；或入丸、散。

注意事项 血虚有寒，孕妇及月经过多者慎服。

（二十八）白芷

入药部位 以伞形科植物白芷或杭白芷的干燥根入药。

性味归经 味辛，性温。归肺，脾，胃经。

功效主治 解表散寒，祛风止痛，通鼻窍，燥湿止带，消肿排脓，祛风止痒。用于风寒感冒，头痛、牙痛、风湿痹痛，鼻渊，带下证，疮痈肿毒。

用法用量 煎服，3~10g。外用适量。

注意事项 阴虚血热者忌服。

（二十九）延胡索

入药部位 以罂粟科植物延胡索的干燥块茎入药。

性味归经 味辛、苦，性温。归肝、脾经。

功效主治 活血，行气，止痛。用于胸胁、脘腹疼痛，胸痹心痛，经闭痛经，产后瘀阻，跌扑肿痛。

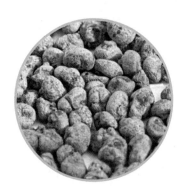

用法用量 内服：煎汤，5~15g；或入丸、散。

注意事项 孕妇慎用。

（三十）丹参

入药部位 以唇形科植物丹参的根入药。自11月上旬至第二年3月上旬均可采收，以11月上旬采挖最宜。

性味归经 味苦，性微寒。归心、肝经。

功效主治 祛瘀止痛，活血通经，清心除烦。用于月经不调，经闭痛经，癥瘕积聚，胸腹刺痛，热痹疼痛，疮疡肿痛，心烦不眠；肝脾肿大，心绞痛。

用法用量 内服：煎汤，9~15g；或入丸、散。外用：熬膏涂，或煎水熏洗。

注意事项 不宜与藜芦同用。无瘀血者慎服。

（三十一）鲜地黄

入药部位 以玄参科植物地黄的新鲜或干燥块根入药。秋季采挖，除去芦头、须根及泥沙，鲜用，习称"鲜地黄"。

性味归经 味甘、苦，性寒。归心、肝、肾经。

功效主治	清热，凉血，生津。用于温病伤阴，大热烦渴，舌绛，神昏，斑疹，吐血，衄血，虚劳骨蒸，咯血，消渴，便秘，血崩。
用法用量	内服：煎汤，12～30g；捣汁或熬膏。外用：适量，捣烂敷；或取汁涂搽。
注意事项	脾胃有湿邪及阳虚者忌服。

（三十二）生地黄

入药部位	以玄参科植物地黄的新鲜或干燥块根入药。秋季采挖，除去芦头、须根及泥沙，将地黄缓缓烘焙至约八成干，习称"生地黄"。
性味归经	味甘，性寒。归心、肝、肾经。
功效主治	清热凉血，养阴，生津。用于热病舌绛烦渴，阴虚内热，骨蒸劳热，内热消渴，吐血，衄血，发斑发疹。
用法用量	内服：煎汤，15～25g，大剂50～100g；熬膏或入丸、散。外用：捣敷。
注意事项	脾虚泄泻、胃虚食少、胸膈多痰者慎服。

（三十三）秦艽

入药部位	以龙胆科植物秦艽、粗茎秦艽、麻花艽、达乌里秦艽的根入药。
性味归经	味辛、苦，性平。归胃、肝、胆经。
功效主治	祛风除湿，和血舒筋，清热利尿。用于风湿痹痛，筋骨拘挛，黄疸，便血，骨蒸潮热，小儿疳热，小便不利。
用法用量	内服：煎汤，5～15g；浸酒或入丸、散。外用：研末撒。
注意事项	久痛虚羸，溲多、便滑者忌服。

（三十四）石斛

入药部位	以兰科植物金钗石斛或其多种同属植物的茎入药。
性味归经	味甘，平。入胃、肺，肾经。

> **功效主治** 生津益胃，清热养阴。用于热病伤津，口干烦渴，病后虚热，阴伤目暗。

> **用法用量** 内服：煎汤6～15g，鲜品加倍；或入丸、散；或熬膏。鲜石斛清热生津力强，热津伤者宜之；干石斛用于胃虚夹热伤阴者为宜。

> **注意事项** 热病早期阴未伤者、湿温病未化燥者、脾胃虚寒者均禁服。

（三十五）肉苁蓉

> **入药部位** 以列当科植物肉苁蓉的干燥带鳞叶的肉质茎入药。

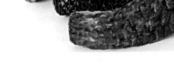

> **性味归经** 味甘、咸，性温。归肾、大肠经。

> **功效主治** 补肾阳，益精血，润肠通便。用于阳痿，不孕，腰膝酸软，筋骨无力，肠燥便秘。

> **用法用量** 内服：煎汤，10～15g；或入丸剂。

> **注意事项** 胃弱便溏，相火旺者忌服。

（三十六）百部

> **入药部位** 以百部科植物蔓生百部、直立百部或对叶百部等的块根入药。

> **性味归经** 味甘、苦，性微温。归肺经。

> **功效主治** 润肺下气止咳，杀虫。用于新久咳嗽，肺痨咳嗽，百日咳；外用于头虱，体虱，蛲虫病，阴痒。

> **用法用量** 内服：煎汤，3～10g；外用适量，水煎或酒浸。

> **注意事项** 脾胃有热者慎用。

（三十七）白茯苓

> **入药部位** 以药材茯苓块切去赤茯苓后的白色部分入药。

> **性味归经** 味甘、淡，性平。归心、脾、肺、肾经。

> **功效主治** 渗湿利水，健脾和胃，宁心安神。用于小便不利，水肿胀满，痰饮咳逆，呕吐，脾虚食少，泄泻，心悸不安，失眠健忘，遗精白浊。

> **用法用量** 内服：煎汤，15～30g。

注意事项 虚寒精滑或气虚下陷者忌服。

（三十八）灵芝草

入药部位 以多孔菌科植物紫芝或赤芝的全株入药。秋季采取。

性味归经 味甘，性平。归肺、心、脾经。

功效主治 益气血，安心神，健脾胃。用于虚劳，心悸，失眠，头晕，神疲乏力，久咳气喘，冠心病，矽肺，肿瘤。

用法用量 内服：研末，10～15g；或浸酒服。

注意事项 实证慎服。

（三十九）陈皮

入药部位 以芸香科植物橘及其栽培变种的干燥成熟果皮入药。

性味归经 味苦、辛，性温。归肺、脾经。

功效主治 理气健脾，燥湿化痰。用于胸脘胀满，食少吐泻，咳嗽痰多。

用法用量 内服：煎汤，5～15g；或研末。外用：煎水熏洗。

注意事项 胃热而唾血者忌用。

（四十）天门冬

入药部位 以百合科植物天门冬的块根入药。

性味归经 味甘、苦，性寒。归肺、肾经。

功效主治 滋阴，润燥，清肺，降火。用于阴虚发热，咳嗽吐血，肺痿，肺痈，咽喉肿痛，消渴，便秘。

用法用量 内服：煎汤，10～20g；熬膏或入丸、散。

注意事项 虚寒泄泻及外感风寒致咳嗽者，皆忌服。

（四十一）天雄

入药部位 以附子或草乌头之形长而细者入药。

性味归经 味辛，性热，有毒。

功效主治 祛风，散寒，燥湿，益火助阳。用于风寒湿痹，历节风痛，四肢拘挛，心腹冷痛，疲癖癥瘕。

用法用量 内服：煎汤，2~6g；或入丸、散。外用：适量，研末调敷。内服宜炮制后用。

注意事项 阴虚阳盛者及孕妇禁服。

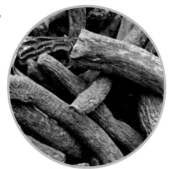

（四十二）防己

入药部位 以防己科植物粉防己的干燥根入药。

性味归经 味苦，性寒。归膀胱、肺经。

功效主治 利水消肿，祛风止痛。用于水肿脚气，小便不利，湿疹疮毒，风湿痹痛；高血压。

用法用量 内服：煎汤，5~15g；或入丸、散。

注意事项 阴虚而无湿热者慎服。

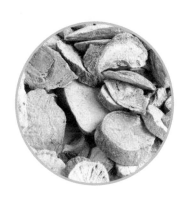

（四十三）贯众

入药部位 以植物的根茎及叶柄残基入药。

性味归经 味苦，性凉。归肝、胃经。

功效主治 杀蛔、绦、蛲虫，清热，解毒，凉血，止血。用于风热感冒，温热斑疹，吐血，衄血，肠风便血，血痢，血崩，带下，疮疡，尿血，月经过多，刀伤出血，蛔虫、蛲虫、绦虫病，人工流产，产后出血。

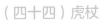

用法用量 内服：煎汤，5~15g；或入丸、散。外用：研末调涂。

注意事项 阴虚内热及脾胃虚寒者不宜，孕妇慎用。

（四十四）虎杖

入药部位 以蓼科植物虎杖的干燥根茎和根入药。

| 性味归经 | 味微苦，性微寒。归肝、胆、肺经。 |
| 功效主治 | 利湿退黄，清热解毒，散瘀止痛，止咳化痰。用于湿热黄疸，淋浊，带下，风湿痹痛，痈肿疮毒，水火烫伤，经闭，癥瘕，跌打损伤，肺热咳嗽。 |

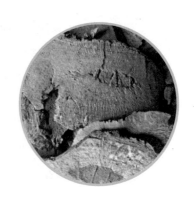

| 用法用量 | 内服：煎汤，9～15g。外用适量，制成煎液或油膏涂敷。 |
| 注意事项 | 孕妇慎用。 |

（四十五）辛夷

入药部位	以木兰科植物辛夷或玉兰的花蕾入药。在早春花蕾未放时采摘，剪去枝梗，干燥即可。
性味归经	味辛，性温。归肺、胃经。
功效主治	散风寒，通鼻窍。用于风寒头痛，鼻塞，鼻渊，鼻流浊涕。
用法用量	内服：煎汤，5～15g；或入丸、散。外用：研末塞鼻或水浸蒸馏滴鼻。
注意事项	阴虚火旺者忌服。

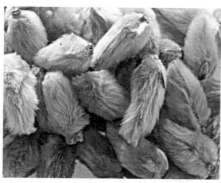
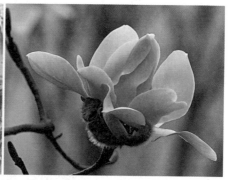

（四十六）麦冬

入药部位	以百合科植物沿阶草的块根入药。
性味归经	味甘、微苦，性寒。归肺、胃、心经。
功效主治	养阴润肺，清心除烦，益胃生津。用于肺燥干咳，吐血，咯血，肺痿，肺痈，虚劳烦热，消渴，热病津伤，咽干口燥，便秘。

| 用法用量 | 内服：煎汤，10～20g；或入丸，散。 |
| 注意事项 | 凡脾胃虚寒泄泻，胃有痰饮湿浊及暴感风寒咳嗽者均忌服。 |

（四十七）紫苏

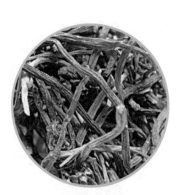

入药部位	以唇形科植物紫苏的干燥茎、叶入药。叶称紫苏叶，梗称紫苏梗。每年9月上旬花序将长出时，割下全株，倒挂于通风处阴干备用。
性味归经	味辛，性温。归肺、脾经。
功效主治	散寒解表，理气宽中。用于风寒感冒，头痛，咳嗽，胸腹胀满。
用法用量	内服：煎汤，5～10g；治鱼蟹中毒，可单用至30～60g；不宜久煎；或入丸、散。外用：适量，捣敷、研末撒或煎汤洗。也可用鲜品。
注意事项	本品辛温耗气，故气虚和表虚者慎服。

（四十八）紫菀

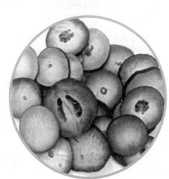

入药部位	以菊科植物紫菀的干燥根及根茎入药。
性味归经	味辛、苦，性温。归肺经。
功效主治	润肺下气，消痰止咳。用于痰多喘咳，新久咳嗽，劳嗽咯血。
用法用量	内服：煎汤，3～15g；或入丸、散。
注意事项	有实热者忌服。

（四十九）橘红

入药部位	以芸香科植物橘及其栽培变种的干燥外层果皮入药。
性味归经	味辛、苦，性温。归肺、脾经。
功效主治	理气宽中，燥湿化痰。用于咳嗽痰多，食积伤酒，呕恶痞闷。
用法用量	内服：煎汤，3～10g；或入丸、散。

注意事项 阴虚燥咳及咳嗽气虚者不宜服。

（五十）枳壳

入药部位 以芸香科植物酸橙及其栽培变种的干燥未成熟果实入药。

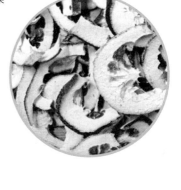

性味归经 味苦、辛、酸，性温。归脾、胃经。

功效主治 理气宽中，行滞消胀。用于胸胁气滞，胀满疼痛，食积不化，痰饮内停；胃下垂，脱肛，子宫脱垂。

用法用量 内服：煎汤，5～15g；或入丸、散。外用：煎水洗或炒热熨。

注意事项 孕妇慎用。

（五十一）白前

入药部位 以萝藦科植物柳叶白前或芫花叶白前的根及根茎入药。

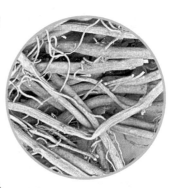

性味归经 味辛、苦，性微温。归肺经。

功效主治 泻肺降气，下痰止嗽。用于肺实喘满，咳嗽，多痰，胃脘疼痛。

用法用量 内服：煎汤，5～15g。

注意事项 凡咳逆上气，咳嗽气逆，由于气虚气不归元，而不由于肺气因邪客壅实者，禁用。

（五十二）地榆

入药部位 以蔷薇科植物地榆或长叶地榆的干燥根入药。

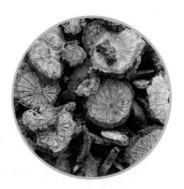

性味归经 味苦、酸、涩，性微寒。

功效主治 凉血止血，清热解毒。用于吐血，衄血，血痢，崩漏，肠风，痔漏，痈肿，湿疹，金疮，烧伤。

用法用量 内服：煎汤，10~15g；或入丸、散。外用：捣汁或研末撒。

注意事项 虚寒者忌服。

（五十三）葶苈子

入药部位 以十字花科植物独行菜、北美独行菜或播娘蒿的种子入药。

性味归经 味辛、苦，性寒。归肺、膀胱经。

功效主治 泻肺平喘，行水消肿。用于痰涎壅肺，喘咳痰多，胸胁胀满，不得平卧，胸腹水肿，小便不利；肺源性心脏病水肿。

用法用量 内服：煎汤，5~15g；或入丸、散。外用：煎水洗或研末调敷。

注意事项 肺虚喘咳、脾虚肿满者忌服。

（五十四）竹黄

入药部位 真菌类子囊菌纲肉座科竹黄属真菌竹黄，以子座入药。

性味归经 甘，性寒。归心、肝、胆经。

功效主治 祛风除湿，活血舒经，止咳。用于风湿痹痛，四肢麻木，小儿百日咳，白带过多。有谓尚可治胃病。

用法用量 内服：煎汤，5~15g；或入丸、散。

注意事项 孕妇及高血压患者禁服；服药期间忌食萝卜、酸辣。

（五十五）厚朴

入药部位 以木兰科植物厚朴或凹叶厚朴的树皮或根皮入药。

性味归经 味苦、辛，性温。归脾、胃、肺、大肠经。

功效主治 燥湿消痰，下气除满。用于湿滞伤中，脘痞吐泻，食积气滞，腹胀便秘，痰饮喘咳。

用法用量 内服：煎汤，5~15g；或入丸、散。

注意事项 孕妇慎用。

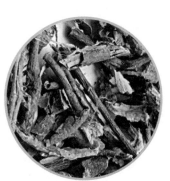

（五十六）刺五加

入药部位 以五加科植物刺五加的根、根茎或茎叶入药。

性味归经 味辛、微苦，性温。归脾、肾、心经。

功效主治 益气健脾，补肾安神。用于脾肾阳虚，体虚乏力，食欲不振，腰膝酸痛，失眠多梦。

用法用量 内服：煎汤，6～15g；或入丸、散；泡酒。外用：适量，研末调敷；或鲜品捣敷。

注意事项 阴虚火旺者慎服。

（五十七）人参

入药部位 以五加科植物人参的干燥根入药。

性味归经 味甘、微苦，性平。归脾、肺、心经。

功效主治 大补元气，固脱生津，安神。治劳伤虚损，食少，倦怠，反胃吐食，大便滑泄，虚咳喘促，自汗暴脱，惊悸，健忘，眩晕头痛，阳痿，尿频，消渴，妇女崩漏，小儿慢惊，及久虚不复，一切气血津液不足之证。

用法用量 内服：煎汤，3～9g；或熬膏，或入丸、散。

注意事项 不宜与藜芦、五灵脂同用。

（五十八）通草

入药部位 以五加科植物通脱木的茎髓入药。

性味归经 味甘、淡，性微寒。归肺、胃经。

功效主治 清热利尿，通气下乳。用于湿温尿赤，淋病涩痛，水肿尿少，乳汁不下。

用法用量 内服：煎汤，3～8g；或入丸、散。外用：研末绵裹塞鼻。

注意事项 气阴两虚，内无湿热及孕妇慎服。

（五十九）沉香

入药部位 以瑞香科植物白木香含有树脂的木材入药。

性味归经 味辛、苦，性微温。归脾、胃、肾经。

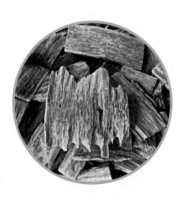

功效主治 行气止痛，温中止呕，纳气平喘。用

于胸腹胀闷疼痛，胃寒呕吐呃逆，肾虚气逆喘急。

用法用量 内服：煎汤，1.5～4.5g，入煎剂宜后下。磨汁或入丸、散。

注意事项 阴亏火旺，气虚下陷者慎服。

（六十）木香

入药部位 以菊科植物木香的干燥根入药。

性味归经 味辛、苦，性温。归脾、胃、大肠、三焦、胆经。

功效主治 行气止痛，健脾消食。用于胸脘胀痛，泻痢后重，食积不消，不思饮食。用于泄泻腹痛。

用法用量 内服：煎汤，2.5～7.5g；磨汁或入丸，散。外用：研末调敷或蜜汁涂。

注意事项 阴虚津液不足者慎服。

（六十一）海桐皮

入药部位 以豆科植物刺桐的干皮入药。

性味归经 味苦，性平。归肝、肾经。

功效主治 祛风湿，舒筋通络。用于风湿麻木，腰腿筋骨疼痛，跌打损伤；外用治各种顽癣。

用法用量 内服：煎汤，10～20g；或浸酒。外用：煎水洗或研末调敷。

注意事项 血虚者不宜服。

（六十二）五加皮

入药部位 以五加科植物细柱五加的干燥根皮入药。

性味归经 味辛、苦，性温。归肝、肾经。

功效主治 祛风湿，补肝肾，强筋骨。用于风湿痹痛，筋骨痿软，小儿行迟，体虚乏力，水肿，脚气。

用法用量 内服：煎汤，7.5～15g；浸酒或入丸、散。外用：捣敷。

注意事项 阴虚火旺者慎服。

（六十三）桑白皮

入药部位 以桑科植物桑的干燥根皮入药。

性味归经	味甘，性寒。归肺经。
功效主治	泻肺平喘，利水消肿。用于肺热喘咳，吐血，水肿，脚气，小便不利。
用法用量	内服：煎汤，10～50g；或入散剂。外用：捣汁涂或煎水洗。
注意事项	肺虚无火，小便多及风寒咳嗽忌服。

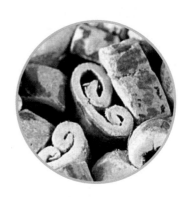

（六十四）蒲公英

入药部位	以菊科植物蒲公英、碱地蒲公英或同属数种植物的干燥全草入药。
性味归经	味苦、甘，性寒。归肝、胃经。
功效主治	清热解毒，利尿散结。治急性乳腺炎，淋巴腺炎，瘰疬，疔毒疮肿，急性结膜炎，感冒发热，急性扁桃体炎，急性支气管炎，胃炎，肝炎，胆囊炎，尿路感染。
用法用量	内服：煎汤，9～15g；捣汁或入散剂。外用：鲜品适量捣敷或煎汤熏洗患处。
注意事项	阳虚外寒、脾胃虚弱者忌用。

（六十五）高良姜

入药部位	以姜科植物高良姜的干燥根茎入药。
性味归经	味辛，性热。归脾、胃经。
功效主治	温胃散寒，消食止痛。用于脘腹冷痛，胃寒呕吐，嗳气吞酸。
用法用量	内服：煎汤，3～6g；或入丸、散。
注意事项	阴虚有热者忌服。

二、常用酒

　　酒的种类繁多，功效也各异，既有滋补功能，又有医疗效用。一般称具有疗效作用的为药酒，具有滋补作用的为保健酒。中医学认为："酒乃水谷之气，辛甘性热，入心肝二经，有活血化瘀，祛风散寒，消积冷，健胃之功效"。《本草备要》记载："少饮则和血运气，壮神御寒，遣兴消愁，辟邪逐秽，暖内脏，行药势。"药酒，顾名思义，就是用部分中药泡出的酒，将某些中药材浸泡在白酒或黄酒中，使药材的有效成分溶解于酒中，滤去药渣而成的，具有一定的防病疗疾作用。

（一）高粱、小麦酒类

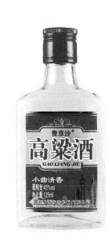

高粱酒的酿制历史比较悠久，在我国各地以及世界部分国家和地区长盛不衰，尤其是我国北方地区大多有自己的高粱酒，其乙醇浓度为50%～59%。高粱酒酒色清洌，酒质芳香，醇厚适口，以优质高粱为原料，用洁净沸水浸泡，经过初蒸、闷水、复蒸、药曲适量培菌，大底糟加续糟混合泥封，固体低温发酵，缓火蒸馏，过滤时经过"撷头去尾"后入库，于花岗岩下五年以上或长期地窖贮存，是制作药酒的首选基质酒。

（二）大曲酒类

大曲酒以大曲为糖化发酵剂酿酒，由于酒曲呈砖块状得名。大曲酒多以小麦、大麦、豌豆为原料，经过粉碎、加水搅拌、压制，在45～70℃室温下，经过25～40天自然培养或加入曲母培养，使微生物相互接种而成。

（三）五粮液酒类

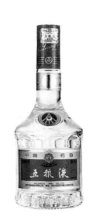

五粮液酒类前身为"荔枝绿"、御用"杂粮酒"，因其用高粱、大米、糯米、小麦、玉米等五种粮食巧妙配制而成，故在1929年正式定名为五粮液，属于浓香型大曲酒。

（四）烧酒类

烧酒以糯米、黍、秫、大麦等为原料，蒸熟后与酒曲一同放在瓮内发酵10日，放在甑内加热蒸馏而成。烧酒的乙醇浓度为50%～75%，故称白干酒。

（五）广东米酒（白米酒类）

广东米酒以100%纯米配以优良的曲种精酿而成，入口绵甜而有豉味，乙醇度为25%～29.5%，性味比较温和，主要以驱寒为主，适合南方人以及一些不适应喝高度酒的人士饮用，可以用来浸制药酒。

（六）中国黄酒

黄酒源于中国，是世界上最古老的酒类之一，与啤酒、葡萄酒并称为世界三大古酒。黄酒以稻米、黍米、黑米、玉米、小麦等为原料，经过蒸料，拌以麦曲、米曲或酒药，进行糖化和经复式发酵酿制而成。乙醇含量为14%～20%，属低度酿造酒，可以作为制作药酒的基质酒。大约在3000多年前的商周时代，我国古代人们就创立了酒曲复式发酵法，开始了大量酿制黄酒。

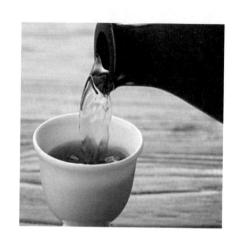

黄酒的品类很多，根据糖分含量可以分为干型黄酒、半干型黄酒、半甜型黄酒、甜型黄酒、浓甜型黄酒、加香黄酒等。根据酿酒用曲的种类可以分为小曲黄酒、生麦曲黄酒、熟麦曲黄酒、纯种曲黄酒、红曲黄酒、黄衣红曲黄酒、乌衣红曲黄酒。根据酿造方法可以分为淋饭酒、摊饭酒和喂饭酒。

黄酒按照产地可以分成绍兴酒和仿绍酒。绍兴酒产于浙江绍兴地区，以糯米为原料，采用淋饭酒、摊饭酒工艺酿成，是中国黄酒的代表；仿绍酒是指产于绍兴外的其他地区，按绍兴酒工艺酿成的糯米酒，以福建红曲酒和北方黄酒为代表。北方黄酒又称为华北黄酒、黍米黄酒，产于华北、东北及黄河流域一带，以黍米为原料酿制而成，例如即墨老酒、杏花黄酒、大连黄酒等。

三、其他材料

（一）三索锦蛇

来　源	引自为游蛇科三索锦蛇的全体。又称三索线、广蛇。
性味归经	咸，温。归肝、肾、脾经。
功　效	祛风除湿，通经活络。
主　治	风寒湿痹、关节疼痛、筋肉强直、活动障碍，对久痹、顽痹尤效；脾胃不和、纳少化迟、脘腹胀痛、大便溏薄；或疳积。
用法用量	煎服，6～10g，或浸酒服。

（二）脆蛇

来　　源　引自为蛇蜥科动物脆蛇蜥的全体。又称片蛇、金蛇、蛇蜥、碎蛇、无脚蜥等。

性味归经　味咸，性平。归心、肝、大肠经。

功　　效　祛风通络，散瘀消滞。

主　　治　痹证日久、关节肿痛、顽麻而胀；痢疾日久不愈、大便黏脓带血；解毒疗疮；金石中毒、跌损折伤；痈疽肿毒。

用法用量　浸酒服。

（三）猕猴骨

来　　源　引自为猕猴科动物猕猴的骨骼。又称猕骨、申骨。

性味归经　味酸，性平。归心、肝经。

功　　效　祛风除湿，舒筋活络。

主　　治　风寒湿痹、四肢麻木、关节疼痛等；小儿惊风；治瘴疟。

用法用量　煎服，3~6g，或浸酒服，或入丸、散剂。

（四）家白蚁

来　　源　引自为鼻白蚁科动物家白蚁的干燥全体。

性味归经　味甘、咸，性温。归肝、脾、肾经。

功　　效　补肝肾，益精血。

主　　治　老年体衰，肾气不足，精血衰少之腰酸、头晕、耳鸣等；久病气血虚弱、消瘦乏力、面色萎黄等。

用法用量　煎服，3~6g，或浸酒服。

（五）雪莲花

来　　源　引自为菊科植物锦头雪莲花、大苞雪莲花、水母雪莲花带花的全株。此外，西藏雪莲花和毛头雪莲花等亦同等入药。

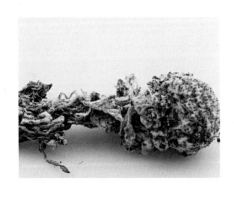

| 性味归经 | 味甘、苦，性温。归肝、脾、肾经。 |

性味归经 味甘、苦，性温。归肝、脾、肾经。

功　效 温肾壮阳。

主　治 男子阳痿、女子月经不调及崩带等；妇女小腹冷痛、胎衣不下等；肺寒咳嗽、咳痰稀白等；风寒湿痹之关节疼痛、屈伸不利等。

用法用量 煎服，0.6～1.5g，或浸酒服。

第二章

呼吸内科常见疾病药酒疗法

- 感冒
- 咳嗽
- 咳喘
- 哮喘
- 肺结核
- 肺痈

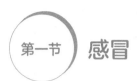

第一节 感冒

感冒，实际是指两种疾病，即"普通感冒"和"流行性感冒"。一般我们所说的感冒都是指普通感冒。普通感冒也称为"上呼吸道感染"，中医学称其为"伤风"，是由多种病毒引起的一种呼吸道常见病，其中30%～50%是由某种血清型的鼻病毒引起。普通感冒可发生于任何季节，不同季节感冒的致病病毒并不完全一样。流行性感冒是由流感病毒引起的急性呼吸道传染病，病毒存在于患者的呼吸道中，通过咳嗽、打喷嚏等途径，以飞沫传染给其他人。

中医认为感冒是外感风邪、邪犯卫表而导致的上呼吸道疾病，病位在肺卫。以风邪为主因，风为六淫之首，流动于四时之中，故外感为病。但在不同季节，每与当令之气相合伤人，而表现为不同症候，如秋冬寒冷之季，风与寒合，多为风寒证；春夏温暖之时，风与热合，多见风热证；夏秋之交，暑多夹湿，又表现为风暑夹湿症候。但通常以风寒、风热为多见，夏令暑湿之邪亦常杂感为病。至于梅雨季节之夹湿，秋季兼燥等，亦可常见。

临床表现

感冒以鼻塞、流涕、喷嚏、咳嗽、头痛、恶寒、发热、全身不适、脉浮为其特征，四季均可以发生，尤以春冬两季为多。

1. 风寒型感冒

患者除了有鼻塞、喷嚏、咳嗽、头痛等一般症状外，还有畏寒、低热、无汗、头痛、身痛、流清涕、吐稀薄白色痰、咽喉红肿疼痛、口不渴或渴喜热饮、苔薄白等特点，通常要穿很多衣服或盖大被子才觉得舒服点。

2. 风热型感冒

患者除了有鼻塞、流涕、咳嗽、头痛等感

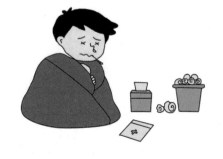

冒的一般症状外，还有发热重、痰液黏稠呈黄色、喉咙痛，通常在感冒症状之前就痛，痰通常呈黄色或带黑色，便秘等特点。

3．暑湿型感冒

临床表现为畏寒、发热、口淡无味、头痛、头胀、腹痛、腹泻等症状。此类型感冒多发生在夏季。

4．时行感冒

症状与风热感冒的症状相似。但时行感冒患者较风热感冒患者的症状重。患者可表现为突然畏寒、高热、头痛、怕冷、寒战、头痛剧烈、全身酸痛、疲乏无力、鼻塞、流涕、干咳、胸痛、恶心、食欲不振，婴幼儿或老年人可能并发肺炎或心力衰竭等症状。

药酒疗法

（一）羌活防风祛风酒

配　　方	羌活、防风各40g，黑豆80g，白酒500ml。
制　　法	将上述诸药和白酒装入容器中，密封40日即成。备用。
功　　效	祛风定痛。
主　　治	体虚感冒、排汗障碍、身痛。
用法用量	口服。每日早、晚各服1次，每次服10～20ml。
来　　源	引自《药酒汇编》。

（二）人参姜蜜酒

配　　方	人参、新鲜老姜各80g，蜂蜜100g，米酒1.8L。
制　　法	将人参、老姜切片浸入米酒中，每日振摇1～2次，密封浸泡7～10日，去渣留液，入蜂蜜溶解。
功　　效	补气健脾，解表散寒。
主　　治	气虚感冒。
用法用量	口服。随量饮用。
注意事项	忌食萝卜、莱菔子、生葱、大蒜等。
来　　源	引自《浙江中医杂志》。

（三）葵花酒

配　　方	向日葵籽和秋季采集的叶各100g，白酒300ml。
制　　法	将葵花子捣碎，叶切碎，一同浸于白酒中，14日后去渣留液即成。
功　　效	解散表邪。
主　　治	感冒头痛。
用法用量	口服。每日3次，每次5～10ml。不会饮酒者，也可以水煎服用。
来　　源	民间验方。

（四）葱豉散寒酒

配　　方	葱白3根，淡豆豉15g，白酒300ml。
制　　法	将上述诸药入锅，文火同煎至半，过滤去渣，候温备用。
功　　效	宣通卫气，发散风寒。
主　　治	外感风寒初起、恶寒发热、无汗、头痛、鼻塞、身痛而烦、脉浮紧。
用法用量	口服。每日1剂，分早、晚2次温服。
注意事项	避风寒，忌生冷食物。
来　　源	引自《本草纲目》。

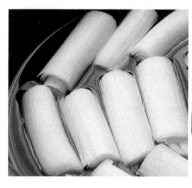 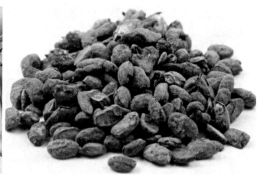

（五）一味肉桂酒

配　　方	肉桂10g，白酒20ml。
制　　法	将肉桂洗净，研为细末。
功　　效	温中补阳，散寒止痛。

主　治	感冒身寒，全身疼痛；脘腹胀痛，满闷不舒；冷气攻心，恶心呕吐，食欲不振；经行少腹冷痛，产后少腹冷痛；寒疝腹痛。
用法用量	温饮。每日1次，取肉桂末用白酒冲服。
注意事项	阴虚火旺、发热、出血者及孕妇忌用。
来　源	引自《费氏食养三种》。

（六）红茶姜汁散寒酒

配　方	红茶5g，生姜汁3g，黄酒适量。
制　法	将红茶放入保温杯中，倒入沸水，浸泡5分钟，倒入生姜汁和适量黄酒即可。
功　效	散寒解表，活络。
主　治	感冒伤风，畏寒头痛，四肢酸痛等。
用法用量	代茶饮服。
来　源	民间验方。

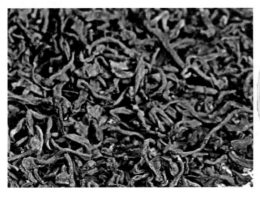 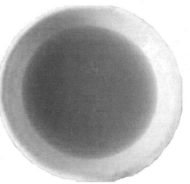

（七）防风苍耳酒

配　方	防风50g，苍耳子10g，糯米1kg，酒曲150g。
制　法	将上述诸药研粗碎，置于洁净容器中，加清水3L，武火煎取2L，去渣留液，入糯米、曲末搅匀，密封，置于阴凉干燥处，常规酿酒，酒熟后去糟留液。
功　效	祛风，散寒，解表。

主　　治	外感风寒。
用法用量	口服。每日2～3次，每次20～30ml。
注意事项	血虚之头痛、痹痛者忌服，孕妇忌服。本酒不宜多服、久服。
来　　源	引自《普济方》。

（八）桑枝茅根桑叶酒

配　　方	嫩桑枝30g，白茅根30g，霜桑叶9g，净连翘9g，苦桔梗9g，生甘草9g，黄酒500ml。
制　　法	将上述诸药洗净切碎，加入清水，文火煎成浓汁，加入黄酒煮沸离火，过滤去渣取液。
功　　效	辛凉解表。
主　　治	风热感冒。
用法用量	口服。每日1剂，日服2次。
来　　源	引自《名老中医验方集》。

（九）姜蒜柠檬甜酒

配　　方	生姜100g，大蒜400g，柠檬3～4个，蜂蜜70g，白酒800ml。
制　　法	将生姜、大蒜、柠檬去皮，切成薄片，与蜂蜜同置于洁净容器中，加入白酒，每日振摇1～2次，密封浸泡90日，去渣留液。
功　　效	祛风散寒解表。
主　　治	风寒感冒，头痛恶寒，鼻流清涕。
用法用量	口服。每日2次，每次15～20ml。
注意事项	本酒不可以过量饮用，以免发汗过度。
来　　源	民间验方。

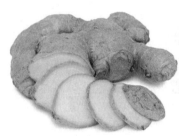 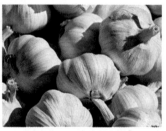 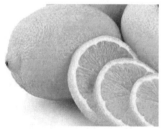

（十）荆芥葱豉酒

配　　方	荆芥6g，淡豆豉15g，葱白30g，黄酒200ml。
制　　法	将上述诸药粗碎，置于容器中，加入黄酒及清水200ml，武火煎煮10分钟，去渣留液。
功　　效	祛风，散寒，解表。
主　　治	外感风寒，发热，头痛，无汗，虚烦，呕吐，泄泻。
用法用量	温饮。每日1次，每次1剂。
注意事项	避风寒，忌生冷食物。
来　　源	引自唐代名医孟诜的经验方。

（十一）附子杜仲酒

配　　方	制杜仲50g，淫羊藿15g，独活25g，牛膝25g，制附子30g，白酒100ml。
制　　法	将上述诸药切成薄片，置于容器中，加入白酒100ml，密封浸泡，7日后即可开取饮用。
功　　效	补肝肾，强筋骨，祛风湿。
主　　治	感冒后身体虚弱、腰膝疼痛、行步困难。
用法用量	口服。每次服10～20ml，日服3次。
来　　源	引自《古今图书集成》。

（十二）荔枝益气酒

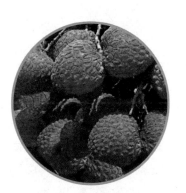

配　　方	荔枝肉30g，米酒1L。
制　　法	荔枝肉粗碎，置于容器中，添加米酒，武火煮沸，待温。
功　　效	健脾益气，养血柔肝。
主　　治	气虚感冒，神疲乏力，气短懒言，头痛头晕，鼻塞流涕；脾气不足，泄泻，食欲不振，子宫脱垂。
用法用量	温饮。每日1次，每次1剂。
注意事项	避风，忌生冷食物。忌多饮，小儿禁服。

来　源 引自《药酒汇编》。

（十三）海桐皮酒

配　方 海桐皮50g（削去表面上黑者，切成四寸长），白酒500ml。

制　法 将海桐皮粗碎，放入药袋中，置于容器，加入白酒和水500ml，煎煮成500ml，滤去药渣，备用。

功　效 疏风解表。

主　治 伤寒、时气、温病。

用法用量 一次服完。服后应当吐出青黄汁，服数剂即愈。

来　源 引自《肘后备急方》。

（十四）桑菊清热酒

配　方 桑叶、菊花、连翘、杏仁各30g，薄荷、甘草各10g，芦根35g，桔梗20g，米酒1L。

制　法 将上述诸药捣细，置于容器中，添加米酒，每日振摇1~2次，密封浸泡5日，去渣留液。

功　效 疏风清热，宣肺止咳。

主　治 外感风热，或风温病初起；发热不重，微恶风寒，头痛咽痛，咳嗽鼻塞，咳痰黄稠，口微渴饮。

用法用量 口服。每日2次，每次15ml。

注意事项 忌食辛辣、厚味食物。身热较甚、咽痛较重及目赤肿痛者忌服。

来　源 引自《药酒验方选》。

（十五）淡豆豉酒

配　方 淡豆豉200g，黄酒1L。

制　法 将淡豆豉炒至微香，趁热投入黄酒中，每日振摇1~2次，密封浸泡3日，去渣留液。

功　效 发汗解表，止汗除烦。

主　治 脚气，伤寒热病，寒热头痛，烦躁，胸闷，阴虚盗汗。

用法用量	空腹温饮。每日3次，每次10～20ml。
注意事项	避风寒，忌生冷食物。
来　　源	引自《本草纲目》。

（十六）花椒侧柏叶酒

配　　方	花椒50粒，侧柏叶15g，白酒500ml。
制　　法	将花椒和侧柏叶捣碎，装入药袋中，与白酒一同置于洁净容器中，密封，浸泡。经常摇动，15日后即可过滤去渣取液服用。
功　　效	辛温疏表，解热止痛。
主　　治	防治四时瘟疫、感冒发热、头痛等。
用法用量	在呼吸道及消化道传染病流行季节，每日早晨空腹温饮10～20ml。
来　　源	民间验方。

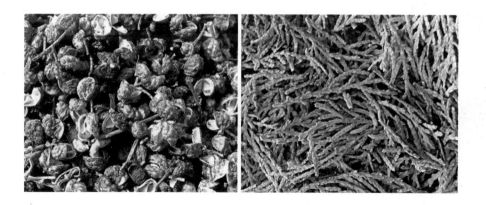

（十七）一味小茅香酒

配　　方	小茅香90g，白酒500ml。
制　　法	将小茅香切片，与白酒一同置于洁净容器中，密封，浸泡。每日振摇1～2次，10日后即可过滤去渣留液。口服。
功　　效	祛风散寒，活血舒筋，清热解毒。
主　　治	风寒感冒、咳嗽、哮喘、风湿麻痹。
用法用量	口服。每日2次，每次10～15ml。
来　　源	民间验方。

注意事项

（1）在感冒期间要及时更换牙刷，避免病毒反复传染。

（2）在流感流行时，注意劳逸结合，尽量减少出入公共场合的次数。

（3）可以用足部按摩方法给予按摩治疗：用一只手扶住足部，另一只手食指关节弯曲，其余四指半握拳，拇指固定在中指上顶住弯曲的食指，以食指指间关节由足趾向足跟方向推按其肾上腺反射区50～100次，逐次加力，力度以反射区产生酸痛为宜。

（4）平时饮食应当荤素搭配，少吃油炸、腌制食物，多食新鲜的瓜果蔬菜食品，勿食辛辣食品。

（5）注意室内温度，避免出现骤冷骤热变化。

（6）平时应经常锻炼身体，增强抗病能力。

（7）老幼体弱者、大量吸烟者、糖尿病患者或有慢性胸部疾病者要在冬春时节预防感冒。

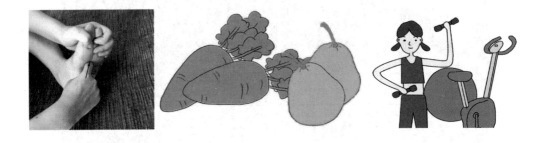

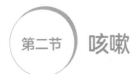 第二节 咳嗽

咳嗽是指外感或内伤等因素，导致肺失宣肃，肺气上逆，冲击气道，以发出咳声或伴咯痰为临床特征的一种病证。咳嗽应有区别，一般认为有声无痰叫咳，有痰无声叫嗽。临床上多为痰声并见，很难截然分开，故以咳嗽并称。咳嗽虽多由肺、气管和支

气管疾患所引起，但其他脏腑病变也可累及肺、气管和支气管而发生咳嗽。

咳嗽可以分为外感咳嗽与内伤咳嗽，外感咳嗽病因为外感六淫之邪；内伤咳嗽病因为饮食、情志等内伤因素致脏腑功能失调，内生病邪。外感咳嗽与内伤咳嗽均是病邪引起肺气不清失于宣肃，迫气上逆而作咳。外感咳嗽与内伤咳嗽可以相互影响为病，病久则邪实转为正虚。外感咳嗽如迁延失治，邪伤肺气，更容易反复感邪，而致咳嗽屡作，转为内伤咳嗽；肺脏有病，卫外不固，易受外邪引发或加重，尤其是在气候变化时尤为明显。久则从实转虚，肺脏虚弱，阴伤气耗。因此，咳嗽虽有外感、内伤之分，但有时两者又可互为因果。

咳嗽是内科中最为常见的病证之一，发病率甚高，据统计慢性咳嗽的发病率为3%~5%，在老年人中的发病率可达10%~15%，尤以寒冷地区发病率更高。

临床表现

咳嗽发病缓慢，病程较长，反复发作逐渐加重，主要症状是咳嗽、咳痰、喘息或气短，尤以清晨或夜间为重，痰量增多。当并发肺气肿时，除有咳、痰、喘等症状外，逐渐出现呼吸困难。

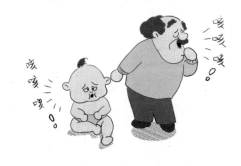

咳嗽急性发作期中医可以分为以下几种类型。

1. 寒饮伏肺型

久咳不止，痰稀薄，量较多，白黏或呈泡沫状，秋冬加重，兼见形寒肢冷、气喘痰鸣、胸膈满闷、身重困倦等症。

2. 痰湿阻肺型

咳嗽、痰多，稀薄色白或黏腻易咳出。病史较长，反复发作，伴有咳声重浊、气喘、头身沉重、神疲乏力、脘腹胀满，食少便溏等症状

3. 痰热蕴肺型

咳嗽、咳黏腻、黄稠或脓性痰液、咳出不爽，有咳嗽、咳痰史患者易继发感染而急性发作，并伴有发热气粗或喘憋，喉中痰鸣、痰量较多，咽干喉痛，口渴呕恶等症状。

咳嗽缓解期多见以下三种类型。

1．肺气不足型

久嗽不止，痰白稀或黏稠为特点，咳声低弱，气短喘促，动则加重，并伴有面白无华，神疲体倦，言语无力或懒言，食少纳呆，自汗怕风等症状。

2．肺阴不足型

干咳无痰，或痰中带血丝，或痰少而稠，口燥咽干，伴有午后潮热、颧红面赤、手足心热、失眠盗汗、形体消瘦、咳声短促、声音嘶哑等症状。

3．肺血瘀阻型

咳嗽日久不愈，体弱，痰少，面色暗红，或有少量咯血，舌下静脉怒张，舌紫暗，脉细涩无力等。

药酒疗法

（一）雪梨生津化痰酒

配　　方	雪梨500g，白酒1L。
制　　法	将雪梨洗净、去皮、核，切成小丁置于洁净容器中，加入白酒1L，加盖密封。
功　　效	生津润燥，清热化痰。
主　　治	咳嗽、噎膈、烦渴、大便秘结等症。
用法用量	每隔2日搅拌1次，浸泡7日后即可。
注意事项	佐餐饮用，勿醉为度。脾胃虚寒者忌服。
来　　源	民间验方。

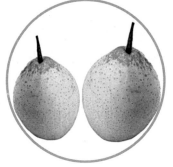

（二）陈皮酒

配　　方	陈皮30g，白酒300ml。
制　　法	将陈皮洗净、晾干后，撕碎，置于酒瓶中，加入白酒，盖好密封，浸泡3～5日即得。
功　　效	止咳化痰。
主　　治	风寒咳嗽，痰多清稀色白。肺寒咳嗽亦宜。
用法用量	口服。每次服15～20ml，日服3次。或随量饮用。

来　　源　民间验方。

（三）桑白杏仁酒

配　　方　桑白皮、杏仁各100g，米酒500ml。

制　　法　将上述诸药洗净切碎，置于容器中，加入米酒，密封，浸泡。置于阴凉处，每日振摇1～2次，7日后即可过滤去渣取液饮用。

功　　效　泻肺平喘。

主　　治　肺热咳嗽痰多等症。

用法用量　口服。每日服3次，每次15～20ml。

注意事项　肺寒咳嗽者忌用。

来　　源　民间验方。

（四）双参麦冬酒

配　　方　西洋参36g，沙参、麦冬各24g，黄酒1L。

制　　法　将上述诸药捣碎，置于砂锅内，加入黄酒，用文火煮5～7沸，离火，冷却后放入洁净的玻璃瓶中密闭浸泡，7小时后再加入200ml凉开水调匀即可。

功　　效　清热润肺，止咳。

主　　治　肺阴虚咳嗽、烦渴等。

用法用量　口服。每日2次，每次饮服10～20ml。

注意事项　虚寒便溏者忌服。

来　　源　引自《药酒汇编》。

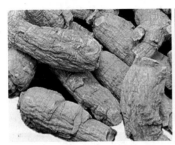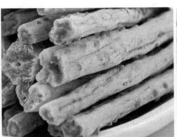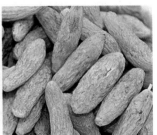

（五）丹参止咳酒

配　　方	丹参、生地黄各150g，石斛、牛膝、川芎、黄芪、白术、肉苁蓉各12g，防风、独活、炮附子、秦艽、肉桂、干姜各9g，钟乳石0.18g，白酒1.5～2L。
制　　法	将上述诸药切成薄片或研磨粗粒，置于容器中，加入适量白酒，密封，浸泡7日，过滤去渣备用。
功　　效	扶正祛邪。
主　　治	阳虚咳嗽。
用法用量	口服。每日服2次，每次10～30ml。
注意事项	本方用治气嗽，下焦冷结。服用本药酒时忌食桃、李、雀肉、生葱、猪肉、冷水和芜荑。
来　　源	引自《普济方》。

（六）阿胶蛋黄酒

配　　方	阿胶20g，鸡蛋黄4个，米酒500ml，精盐少许。
制　　法	先将米酒置于洁净容器中，密封，武火煮沸，加入阿胶烊化，加入鸡蛋黄、精盐拌匀。再武火煮5～7沸后离火，即成。
功　　效	补虚养血，滋阴润燥，止血息风。
主　　治	体虚乏力，血虚萎黄，虚劳咳嗽，胎动不安，胎漏下血，崩漏，失眠。
用法用量	温饮。每日2次，每次30～40ml。
注意事项	实证忌服。
来　　源	民间验方。

（七）山药蜂蜜止咳酒

配　　方	鲜山药350g，黄酒2L，蜂蜜适量。
制　　法	将山药洗净、去皮后，切成片；向砂锅中倒入一半黄酒，煮沸，放入山药片，再煮沸后将剩余的一半酒慢慢加进去，待山药煮熟后，将山药取出，加入适量蜂蜜，再次煮沸即成。口服。
功　　效	健脾益气。

| 主　治 | 虚劳咳嗽、痰湿咳嗽等。 |

| 用法用量 | 口服。每日服2次，每次10ml。外感咳嗽者忌服。 |

| 来　源 | 民间验方。 |

（八）双仁人参止咳酒

| 配　方 | 核桃仁30g，杏仁20g，人参10g，黄酒500ml。 |

| 制　法 | 先将上述诸药加工捣碎，装入药袋中，置于洁净容器中，加入黄酒500ml，加盖密封，浸泡。每日摇晃数下，21日后过滤去渣取液，即可。 |

| 功　效 | 补肾纳气，止咳平喘。 |

| 主　治 | 咳喘日久不止者。 |

| 用法用量 | 口服。每日2次，每次服15～25ml。 |

| 来　源 | 民间验方。 |

（九）紫苏陈皮酒

| 配　方 | 紫苏叶9g，陈皮12g，白酒120ml。 |

| 制　法 | 将紫苏叶晾干后，与陈皮一同置于洁净容器中，加入白酒，每日摇晃1～2次，密封，浸泡3日，去渣留酒液即成。 |

| 功　效 | 逐饮泻水，泻肺定喘。 |

| 主　治 | 咳嗽气喘，痰多，胸胁痞满，遍身水肿，小便不利。 |

| 用法用量 | 口服。每日20ml，每日2次。 |

| 来　源 | 引自《肘后急备方》。 |

（十）天冬紫菀酒

| 配　方 | 天冬100g，紫菀、饴糖各5g，白酒500ml。 |

| 制　法 | 将天冬和紫菀洗净、捣碎，装入药袋中，与饴糖、白酒一同放入坛中，加盖密封。10日后，过滤去渣取液。 |

| 功　效 | 滋阴润燥，化痰止咳。 |

| 主　治 | 肺痿咳嗽。 |

| 用法用量 | 口服。每日2次，每次10～30ml。 |

| 注意事项 | 寒性病症以及泄泻者忌用。 |

| 来　源 | 引自《肘后备急方》。 |

（十一）映山红酒

| 配　方 | 映山红15g，白酒500ml。 |
| 制　法 | 将夏季采集的映山红阴干后切碎，和白酒一起置于洁净容器中，密封浸泡5日即成，备用。 |

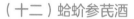

功　效	祛痰止咳。
主　治	支气管炎、痰浊咳嗽、咳喘。
用法用量	口服。每日早、晚各服1次，每次服20ml。
来　源	引自《民间百病良方》。

（十二）蛤蚧参芪酒

配　方	蛤蚧1只或2只，党参、黄芪各30g，米酒1.5L。
制　法	将上述几味药材一同浸于米酒中，密封瓶口，浸泡。每日振摇1～2次，30日后可以过滤去渣取液服用。
功　效	补肺益肾，止咳平喘。
主　治	肺肾气虚咳嗽气喘者。
用法用量	口服。每日1次或2次，每次10～20ml。
注意事项	阴虚者不宜饮用。
来　源	民间验方。

（十三）绿豆酒

配　方	绿豆、山药各60g，天花粉、牛膝、川黄柏、元参、沙参、白芍、山栀、天门冬、麦冬各45g，当归36g，甘草9g，蜂蜜45g，黄酒1.5L。
制　法	将上述诸药（除蜂蜜外）共研粗末，装入药袋中，置于洁净容器中，加入黄酒1.5L，密封，浸泡数日后，过滤去渣，兑入蜂蜜即成。
功　效	养阴生津，清热解毒。
主　治	肺津不足、燥热而咳、干咳少痰、口干易烦等证。
用法用量	口服。随时随量服之。

| 注意事项 | 本酒不可过剂，如有咯血、衄血等现象者应慎用。 |
| 来　　源 | 引自《寿世青编》。 |

（十四）百部止咳酒

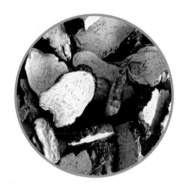

配　　方	百部60g，蜂蜜适量，白酒500g。
制　　法	将百部洗净、晾干、切片，放入热锅中，加入适量蜂蜜炒熟；然后将炒熟的百部装入药袋中，扎紧袋口，放入酒瓶中，密封，浸泡。7日后即成。
功　　效	润肺止咳。
主　　治	各种新久咳嗽，如肺痨咳嗽，肺气阴虚，干咳少痰，口干气促，骨蒸烦热等。
用法用量	口服。每日3次，每次10～30ml。
来　　源	民间验方。

（十五）蜂蜜鸡蛋止咳酒

配　　方	鲜鸡蛋、蜂蜜各500g，白酒1.5L。
制　　法	将蛋清、蛋黄、蜂蜜与白酒一同置于洁净容器中，混匀。密封，浸泡，7日后即可取上清液服用。
功　　效	润肺止咳。
主　　治	老年人虚寒咳嗽。
用法用量	口服。每日2次，每次20～50ml。
注意事项	高血压、肾炎、结核、严重骨病及孕妇禁用。
来　　源	引自《中国民族医药杂志》。

（十六）百部黄芩止咳酒

| 配　　方 | 百部500g，黄芩50g，白酒5L。 |
| 制　　法 | 将百部切成片，略炒后与黄芩、白酒一同置于容器中，密封浸泡7天 |

即成。

功　效	润肺止咳，杀虫。
主　治	一切新久咳嗽。
用法用量	口服。每次10~15ml，每日3~5次。
来　源	民间验方。

（十七）蜂蜜香橼化痰酒

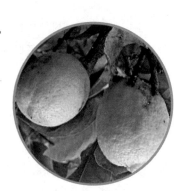

配　方	鲜香橼100g，蜂蜜50ml，白酒200ml。
制　法	将鲜香橼洗净后切碎，置于洁净容器内，加入水200ml煮烂，再加入蜂蜜、白酒煮沸即熄火，候温灌入瓶中，密封。30日后即可饮用。
功　效	疏肝理气，和中化痰。
主　治	久咳不愈。
用法用量	口服。每日2次，每次50~100ml。
注意事项	阴虚血燥及孕妇气虚者应慎用。
来　源	民间验方。

（十八）桑白皮酒

配　方	桑白皮200g，白酒1L。
制　法	将桑白皮切碎，浸入白酒中，封口，置于阴凉处，每日摇动1~2次，7日后开封即成。
功　效	泻肺平喘。
主　治	肺热咳喘痰多等症。
用法用量	口服。每次饮服15~20ml，每日3次。
注意事项	肺寒咳嗽者忌用。
来　源	民间验方。

（十九）橘红酒

| 配　方 | 橘红30g，白酒500ml。 |
| 制　法 | 将橘红洗净，晾干，切成1cm左右宽的块，装入药袋中，扎紧袋 |

口，放入洁净容器中，倒入白酒，密封浸泡7天即可。

功　效	化痰止咳。
主　治	慢性支气管炎、哮喘等。
用法用量	口服。每晚临睡前饮一小盅。
来　源	引自《家庭药酒处方大全》。

（二十）葶苈酒

配　方	葶苈子100g，白酒500ml。
制　法	前葶苈子捣碎，置于洁净容器中，加入白酒，每日振摇1~2次，密封浸泡3日，去渣留液。
功　效	逐饮泻水，泻肺定喘。
主　治	咳嗽气喘，痰多，胸胁痞满，遍身水肿，小便不利。
用法用量	口服。每日2次，每次20ml。
注意事项	肺气虚喘促、脾虚肿满、气虚小便不利及体虚者忌服。
来　源	引自《圣济总录》。

（二十一）鱼腥草鸡蛋酒

配　方	鱼腥草30g，鸡蛋1个，黄酒200ml。
制　法	将鱼腥草洗净、切碎，用水煎出浓汁，与黄酒一同煮沸，趁着滚沸的药酒冲入鸡蛋。

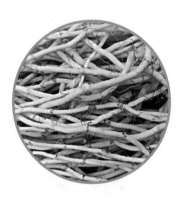

功　效	清热，养阴，解毒。
主　治	胸痛和肺热咳嗽。
用法用量	温热服用，每日1次。
来　源	民间验方。

（二十二）龟肉酒

配　方	龟肉1kg，酒曲300g，糯米6.5kg。
制　法	将龟肉、糯米粗碎，置于洁净容器中，加入清水蒸熟，候温，加入酒曲末拌匀，密封，置阴凉干燥处，常规酿酒，酒熟后去糟留液。
功　效	补肺益肾，祛风止咳。

主　治	慢性支气管炎，冷咳寒嗽，久治不愈；中风缓急，四肢拘挛，日久瘫痪。
用法用量	饭后温饮。每日3次，每次20ml。
注意事项	脾胃虚寒者忌服。
来　源	引自《本草纲目》。

注意事项

（1）宜多喝水。除了满足身体对水分的需要外，充足的水分可以帮助稀释痰液便于咳出，并可增加尿量，促进有害物质的排泄。

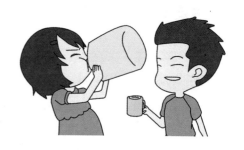

（2）饮食宜清淡。以新鲜蔬菜为主，适当吃豆制品，荤菜量应减少，可食少量瘦肉或禽、蛋类食品。食物宜以蒸煮为主。水果可予梨、苹果、柑橘等，量不必多。

（3）咳嗽时，不宜吃冷饮或冷冻饮料，从冰箱里取出的牛奶最好加温后再喝。"过敏性咳嗽"的患者不宜喝碳酸饮料，以免诱发咳嗽发作。酸食常敛痰，使痰不易咳出，以致加重病情，使咳嗽难愈。

（4）咳嗽时，要注意观察痰的变化，咳痰不爽时，可以轻拍其背以促其痰液咳出，饮食上慎食肥甘厚腻之品，以免碍脾助湿生痰，若属燥、热、阴虚咳嗽者，忌食辛辣动火食品，各类咳嗽都应戒烟，避免接触烟尘刺激。

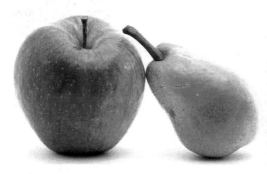
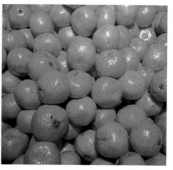

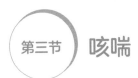

第三节 咳喘

咳喘义为又咳又喘，是肺病的主要症状，主要由于肺气不利而上逆所致。咳喘的病因有外感内伤之别，病机有寒热虚实之分。咳喘与痰密切相关，咳喘每多夹痰，痰也往往导致咳喘。

临床表现

1. 阳证

可见头痛、恶风、汗多鼻多浊涕，痰亦稠黏，舌燥口渴，皮毛干枯，甚至甲错，鼻孔干，甚或流鼻血，胸膈紧痛，大便干燥，浊吐腥臭，两颧带赤，但坐不眠，严重咳时，胸中作痛。脉象浮数或细微而数（阳无所付）或滑数，或浮而虚（阴不配阳）。

2. 阴证

可见头痛、发热，恶寒无汗，鼻塞流清涕，咳嗽声重，呼吸急促，甚至喘息，气从少腹逆奔而上直冲胸咽，胸中痛，咳喘倚息不得卧，喉中如水鸡声，气喘若不能续，劳作则咳喘愈甚，牵引少腹或气短似喘，上下若不相续。脉象浮紧，或沉微迟，两尺脉微弱无力尤甚。

药酒疗法

（一）桑萸酒

配　　方	桑白皮250g，吴萸根皮150g，黄酒1.5L。
制　　法	将上述诸药细切，放入砂锅中，加入黄酒，煎至500ml。过滤去渣，备用。
功　　效	泻肺平喘，理气止痛。
主　　治	肺热咳喘、痰多而黄、身热口渴。

用法用量 口服。上药酒分3次服，每日空腹服1次。

注意事项 肺寒咳嗽、咳喘者忌服。

来　源 引自《药酒汇编》。

（二）天天果酒

配　方 天天果（龙葵果）150g，白酒500ml。

制　法 将黑熟的天天果放入干净的器皿内；倒入白酒浸泡，密封；20～30天后开启，过滤装瓶备用。

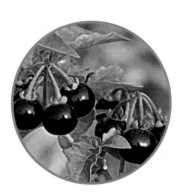

功　效 清热解毒，活血消肿。

主　治 咳喘。

用法用量 口服。每次10ml，每日3次。

注意事项 脾胃虚弱者勿服，勿过量服用。

来　源 引自《吉林医药资料》。

（三）人参蛤蚧酒

配　方 人参9g，蛤蚧1对，低度白酒1L。

制　法 将上述诸药焙干捣碎，纳纱布袋内，置于洁净容器中，加入白酒，密封。浸泡7天后即可取用，待用1/3量后，再加入白酒至足数即可。

功　效 补肺肾，定喘咳。

主　治 久咳肺肾两虚、咳嗽气短、动则喘甚、言语无力、声音低微。

用法用量 口服。每次空腹服20～30ml，每日早、晚各服1次。

来　源 引自《卫生宝鉴》。

（四）瓜蒌薤白酒

配　方 瓜蒌25g，鲜薤白200g，白酒500ml。

制　法 将瓜蒌和鲜薤白洗净捣碎，置于洁净容器中，加入白酒，密封浸泡14天后，过滤去渣即成。

功　效 通阳散结，活血祛痰。

主　治 喘息、咳喘、胸痹刺痛、心痛血滞等。

用法用量 口服。每次服20ml，每晚服1次。

来　　源　引自《金匮要略》。

（五）红葵酒

配　　方　天天果（即龙葵子）4.5kg，千日红花2kg，60度白酒30L，单糖浆适量。

制　　法　将天天果和千日红花分别置于酒中浸泡，各入白酒一半置容器中，密封，浸泡30日后压碎、过滤。再取上2种浸酒的澄清液合并在一起，加入10%～15%的单糖浆，搅匀，分装瓶中，密封即成。

功　　效　止咳平喘。

主　　治　咳喘。

用法用量　口服。每次服10～20ml，日服3次，或每晚服1次。

注意事项　脾胃虚弱者勿服，勿过量服用。不习惯饮酒的人，也可用开水稀释后服之。

来　　源　引自《新医药学杂志》。

（六）芝麻核桃酒

配　　方　黑芝麻25g，核桃仁25g，白酒500ml。

制　　法　先将上述诸药洗净捣碎或切成薄片，置于洁净容器中，加入白酒，密封，置阴凉处，浸泡15天后，过滤去渣即成。

功　　效　补肾润燥，纳气平喘。

主　　治　肾虚喘咳、腰痛脚软、阳痿遗精、大便燥结等症。

用法用量　口服。每次服15～30ml，日服2次。

来　　源　引自《肘后备急方》。

（七）四味秦椒酒

配　　方　秦椒（去目并闭口者，微炒出汗）60g，白芷60g，旋覆花60g，肉桂25g，白酒1L。

制　　法　将上述诸药共捣碎细或切成薄片，置于净瓶中，用醇酒1L，浸之，封口，经5日后开取。

功　　效　补肾温阳、祛风和血。

主　　治　肾虚耳鸣、咳逆喘急、头目昏痛等症。

用法用量	口服。每日早晚各1次，每次空腹温服20~30ml。
注意事项	阴虚火旺者忌。
来　　源	引自《百病中医药酒疗法》。

（八）苏陈酒

配　　方	紫苏梗10g，苏叶10g，苏子10g，陈皮12g，白酒300ml。
制　　法	将上述诸药捣碎或切成薄片，置于砂锅内，加入白酒，用文火煮至减半，或将药置于洁净容器中，加入白酒，密封，浸泡5日。均过滤去渣，备用。
功　　效	散寒燥湿，理气化痰。
主　　治	胸腹胀满、痰湿滞塞，气逆咳喘等症。
用法用量	口服。每次温服30ml，日服2次。
注意事项	痰热咳喘者忌服。
来　　源	民间验方。

（九）照白杜鹃酒

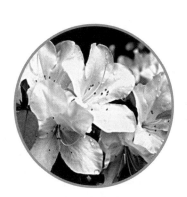

配　　方	照白杜鹃（鲜叶）13.5kg，50度白酒5L。
制　　法	将照白杜鹃鲜叶浸于白酒中，加水至60L，浸泡5日，制成30%照白杜鹃叶酒。
功　　效	止咳化痰。
主　　治	咳喘。
用法用量	口服。每次5~15ml，每日3次，饭后30分钟服用，7~10日为一疗程。
注意事项	服本酒时，不能同时服用其他治疗气管炎药或对症药物。
来　　源	引自《中药制剂汇编》。

（十）峨参酒

| 配　　方 | 峨参50g，白酒500ml。 |
| 制　　法 | 先将峨参用凉水泡软、切片，置于洁净容器中，加入白酒，每日摇 |

晃1～2次，密封，浸泡7日，去渣留酒液即成。

功　　效	补中益气，健脾补肺。
主　　治	肺脾两虚，纳食减少，咳嗽气喘，畏寒尿频；跌打损伤，吐血等症。
用法用量	温饮。不拘时候，随量饮用。
来　　源	引自《太平圣惠方》。

（十一）苏子酒

配　　方	家苏子（炒、研）100g，白酒500ml。
制　　法	将家苏子放在药袋里，浸入白酒中。
功　　效	消痰下气，润肺止咳。
主　　治	咳喘。
用法用量	口服。每次服20ml，每日3次。
来　　源	引自《寿世青编》。

（十二）葶苈酒

配　　方	葶苈子100g，白酒500ml。
制　　法	将上述诸药捣碎或切成薄片，装入药袋，置于洁净容器中，加入白酒，密封、浸泡3天后即可取用。

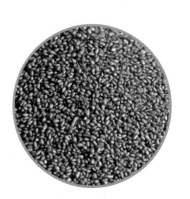

功　　效	逐饮泻水，泻肺定喘。
主　　治	咳嗽气喘、痰多、胸胁痞满、水肿、小便不利。
用法用量	口服。每次服20ml，日服2次。
注意事项	凡肺气虚喘促、脾虚肿满、气虚小便不利、体质虚弱者忌服。
来　　源	引自《圣济总录》。

（十三）桑姜吴萸酒

配　　方	桑白皮150g，生姜9g，吴茱萸15g，白酒1L。
制　　法	将上述诸药切薄片，置于砂锅内，加入白酒和500ml水，用文火煮至1升，或置于洁净容器中，加入白酒，密封浸泡10天，过滤去渣备用。

功　　效	泻肺平喘，理气化痰。
主　　治	咳喘胀满、呕吐痰涎等症。
用法用量	口服。每次服30ml，日服2次。
注意事项	虚喘忌服。
来　　源	引自《药酒汇编》。

注意事项

（1）患病期间要注意休息，根据身体状态适当地进行体育锻炼，要选择一些不太激烈的项目，便于改善呼吸系统功能，增强机体对寒冷和疾病的抵抗力。

（2）忌冷、酸、辣食物，戒烟酒；多喝水，可补充身体上消耗过多的水分；饮食宜清谈。

（3）接触新鲜空气，有的患者在山中休养，痊愈很快，这是因新鲜空气不会加重刺激肺和气管的缘故。

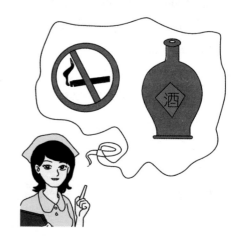

第四节　哮喘

哮喘俗称"气喘"，是一种以呼吸困难为主要表现的呼吸系统疾病，是由于遗传、过敏、大气污染、精神等因素互相交织在一起的变态反应性疾病。哮喘发作突然，多在半夜或清晨。这是因为支气管的平滑肌受迷走神经支配，迷走神经在夜间紧张兴奋性增强，从而使支气管平滑肌收缩，管腔变窄；同时黏膜充血、水肿、分泌物增加，堵塞气管，导致哮喘发作。季节的变更、天气的变化、湿度的增减、花粉烟尘的吸入、过度疲劳、饮食过量、情绪变化等是哮喘发作的常见诱因。其主要临床症状为哮喘阵发性反复发作，发作时患者有胸闷、气急、哮鸣、呼吸困难、唇与指甲青紫、气短汗出、口渴咽干、咳嗽或咯痰。严重者可并发支气管扩张、肺气肿等症。

中医认为，哮喘的形成主要是由于气机升降出纳失常所致，并且与肺、肾二脏的功能状况密切相关，因为肺为气之主，主呼气；肾为气之根，主纳气。若肺肾功能失常，再遇诱发因素，就会扰乱气机的升降出纳，从而发为哮喘。

临床表现

中医认为，哮喘病的发生是内因和外因相互作用的结果，由于患者个体差异性和时间、气候、环境的不同而表现出的症状也不同。中医根据大量临床验证，将哮喘病证分为实喘和虚喘两大类。

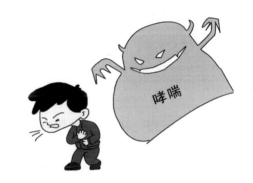

实喘证临床表现类型有以下几种。

1. 风寒束肺型

初起发热、无汗、怕冷、身痛、头痛、鼻痒、喉痒、咳嗽、痰白清稀口不渴、胸闷、气喘等症。

2. 外寒内饮型

喘息咳嗽、痰多如水状，形寒肢冷，面色青晦，渴喜热饮。

3. 痰湿壅肺型

气喘咳嗽，痰多黏稠，胸闷恶心。

4. 风热犯肺型

发热怕风，有汗口渴，咳喘气粗，痰黄黏稠。

5. 燥热伤肺型

咳喘气急，痰少咳吐不畅，痰中带血，大便干结，口干、鼻干。

6. 外寒里热型

喘急烦闷，痰黄而浓，咳吐不利，恶寒发热，无汗或有汗不多。

虚喘证临床表现有以下几种。

1. 脾肺两虚型

咳痰稀薄，喘促短气、乏力，面色㿠白，食少纳差，自汗畏风，大便溏稀或大便不畅。

2. 肾阳虚衰型

喘促日久，呼多吸少，腰酸、夜尿多、面色浮肿，出汗肢冷。

3. 肾阴不足型

喘促气短，心烦面赤，耳鸣口干，手足心热，潮热、盗汗、尿黄等。

药酒疗法

（一）紫苏大枣酒

配　方	紫苏50g，大枣20g，米酒1L。
制　法	将紫苏、大枣与米酒一同置于砂锅中，文火煎煮至500ml，离火候温，过滤去渣取液。
功　效	理气宽膈，降逆止喘。
主　治	风寒侵肺所致的咳嗽、哮喘，畏寒无汗，咳吐稀痰等。
用法用量	口服。每日2次，每次10～20ml。
注意事项	外感风热者（如发热微恶寒，口干口渴，咽喉干痛、咳吐黄痰）不宜服用。
来　源	引自《备急千金要方》。

（二）干姜酒

配　方	干姜末10g，黄酒50ml。
制　法	将黄酒温热，将干姜末加入酒中，即成。
功　效	温中散寒。
主　治	老人胃寒及感受寒邪引起的咳嗽、哮喘等症。
用法用量	以上药酒，1次服完。现制现喝，每日1～2次。
注意事项	胃热胀满，口渴欲饮，口舌生疮，大便干结者，不宜服用。
来　源	引自《长寿补酒》。

（三）蛤蚧酒

配　　方	蛤蚧2对，白酒1L。
制　　法	将蛤蚧去除内脏及去鳞、头、脚，用酒洗后晾干，放入白酒，密封，浸泡。60日后即可取上清液。口服。
功　　效	补肺益肾，纳气平喘。
主　　治	虚劳、喘咳、阳痿，以及体虚早衰等。
用法用量	口服。每日2～3次，每次15～20ml。
来　　源	引自《本草纲目》。

（四）栝蒌定喘酒

配　　方	栝楼25g，鲜薤200g，白酒500ml。
制　　法	将栝楼和鲜薤洗净，捣碎，置于洁净容器中，加入白酒，密封，浸泡。14日后即可过滤去渣取液。
功　　效	活血祛痰，定喘。
主　　治	喘息、咳喘、胸痹刺痛。
用法用量	口服。每晚一次，每次20ml。
来　　源	民间验方。

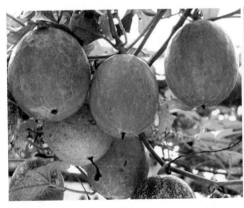 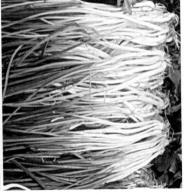

（五）柑树叶酒

配　　方	柑树叶30g，米酒适量。

制　　法	将柑树叶炒焦，研为末，放于洁净容器中，加入米酒，混合成泥。
功　　效	平喘。
主　　治	麻疹后气喘。
用法用量	避免受寒。
来　　源	引自《中国民间百病良方》。

（六）蜀椒酒

配　　方	蜀椒150g，60度白酒800ml。
制　　法	将蜀椒用药袋装好，置于洁净的容器中，加入白酒，加盖密封。放置14日后，滤渣取出滤液即可。
功　　效	温肺定喘。
主　　治	形寒怕冷、气短而喘的寒性喘症。
用法用量	口服。每日2次，每次服15ml。
注意事项	阴虚火旺体质者忌服，孕妇慎服。
来　　源	引自《寿域神方》。

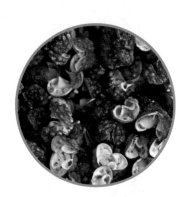

（七）龙葵祛痰酒

配　　方	龙葵果200g，白酒250ml。
制　　法	将龙葵和白酒同置于洁净容器中，加盖密封，浸泡。30日左右，即可取上清液饮用。
功　　效	祛痰平喘。
主　　治	支气管炎及支气管哮喘。
用法用量	口服。每日3次，每次服10ml。
来　　源	引自《陕甘宁青中草药选》。

（八）萸桑酒

配　　方	桑白皮250g，吴茱萸根皮150g，黄酒1.5L。
制　　法	将桑白皮和吴茱萸根皮细切，置于砂锅中，加入黄酒，煎至500ml。过滤去渣，备用。
功　　效	泻肺平喘，理气止痛。

主 治	肺热哮喘,痰多而黄,身热口渴。
用法用量	口服。上药酒分3次服,每日空腹服1次。
注意事项	肺寒咳嗽、咳喘者忌服。
来 源	引自《药酒汇编》。

(九)竹黄定喘酒

配 方	竹黄30g,白酒500ml。
制 法	将竹黄粗碎,与白酒一同置于洁净容器中,密封,浸泡。每日摇匀1~2次,7日后即可过滤去渣取液饮用。
功 效	化痰散寒,止咳定喘。
主 治	支气管哮喘、慢性支气管炎、咳嗽痰多等。
用法用量	口服。每日2次,每次10~20ml。
注意事项	肝病患者以及胃、十二指肠溃疡者忌服。
来 源	引自《药酒与膏滋》。

(十)小叶杜鹃酒

配 方	小叶杜鹃(迎红杜鹃)200g(干品),白酒1L。
制 法	将小叶杜鹃洗净,切细,装入药袋中,和白酒一同置于洁净容器中,密封,浸泡。约17日后,过滤去渣即可取用。口服。
功 效	解表化痰、止咳平喘。
主 治	慢性支气管炎、哮喘等。
用法用量	口服。每日2次或3次,每次服30~50ml。
来 源	引自《陕甘宁青中草药选》。

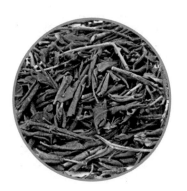

(十一)苏子陈皮酒

| 配 方 | 苏子50g,陈皮30g,白酒750ml。 |
| 制 法 | 将苏子和陈皮一同放入炒锅中用小火慢炒至发出香味,候凉研末,装入药袋,和白酒一同置于洁净容器中,密封,浸泡。30日后即可 |

过滤去渣取液。

| 功　　效 | 降气化痰，止咳平喘。 |

| 主　　治 | 慢性支气管哮喘、咳嗽痰多等症。 |

| 用法用量 | 口服。每日早、晚各1次，每次服10～20ml。 |

| 来　　源 | 民间验方。 |

（十二）紫苏子酒

| 配　　方 | 紫苏子60g，黄酒250ml。 |

| 制　　法 | 将紫苏子微炒研细，装入药袋中，置于洁净容器中，加入黄酒，加盖密封，浸泡。7日后即可过滤去渣取液。 |

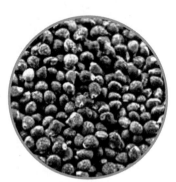

| 功　　效 | 止咳平喘，降气消痰。 |

| 主　　治 | 痰涎壅盛，肺气上逆而致的慢性气管炎、喘急性支气管炎、胸闷短气等症。 |

| 用法用量 | 口服。每日2次，每次15～20ml。 |

| 注意事项 | 凡热性咳喘忌服。 |

| 来　　源 | 引自《民间百病良方》。 |

（十三）大枣双仁酒

| 配　　方 | 大枣60g，胡桃仁、甜杏仁、酥油各30g，蜂蜜80g，白酒500ml。 |

| 制　　法 | 将胡桃仁、大枣洗净捣碎；甜杏仁浸泡后去皮尖，用文火煮4～5沸，晒干并捣碎。酥油、蜂蜜同置洁净容器中，加入白酒溶解，再加入大枣、胡桃仁、甜杏仁，密封，浸泡。每日振摇1～2次，7日后即可过滤去渣留液。 |

| 功　　效 | 补肺益肾，止咳平喘。 |

| 主　　治 | 肺肾两虚、咳嗽气喘、声低乏力，呼长吸短、痰多涎沫。 |

| 用法用量 | 空腹口服。每日2次，每次20ml。 |

| 注意事项 | 痰火积热及阴虚火旺者忌服。 |

| 来　　源 | 引自《万病回春》。 |

注意事项

（1）患者应积极锻炼身体，改善体质，预防感冒，防止受凉及过度疲劳。

（2）有过敏性病史者，应积极查明过敏源，避免再次吸入、接触或食入。

（3）饮食一般宜清淡，忌食辛辣厚味，戒烟酒，对鱼、虾、螃蟹等易致过敏的"发物"应慎食。

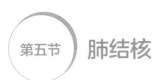

第五节　肺结核

肺结核是结核分枝杆菌引起的肺部慢性传染性疾病，占各器官结核病总数的80%～90%。结核病是全球流行的传染性疾病之一，在全球所有传染性疾病中，结核病仍是成年人的主要死因。在人体抵抗力降低的情况下，因感染结核杆菌而发病，具传染性，虽然感染后并非立即发病，但一旦感染终生有发病危险。本病可累及所有年龄段，以青壮年居多，男性多于女性，近年来老年人发病有增加趋势。

肺结核属中医学"肺痨""痨瘵""肺疳"等范畴。中医学认为，肺结核常因体质虚弱或精气耗损而过甚，痨虫趁机侵袭肺部所致，其病理主要为阴虚火旺，但随着病情的恶化，可出现气阴两虚，甚至阴阳两虚而致死亡。

临床表现

肺结核临床表现为午后潮热、消瘦盗汗、疲劳无力、食欲下降、咯血、咳嗽、胸痛、体重逐渐减轻、妇女月经失调等症状。

中医学可分为以下几种类型。

1. 肺阴亏损型

干咳，痰少黏白或带血丝，声音嘶哑，胸部隐痛，骨蒸潮热与手足心热，两颧发红午后更著，形体消瘦，盗汗，口干喜冷饮，舌红脉细数。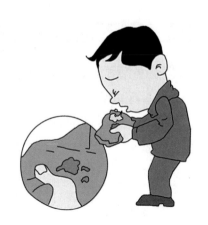

2．阴虚火旺型

咳呛气急，咯血，痰少黏白或黄，口干、咽燥，午后颧红，潮热，骨蒸、盗汗。舌质红或绛、苔薄黄或剥，脉弦细数。

3．气阴耗伤型

咳嗽气短，咳痰清稀，偶有咯血，神疲乏力，畏风自汗与颧红盗汗并见，或是食少腹胀、便溏。舌淡苔白有齿痕，脉沉细而少力。

4．阴阳两虚型

咳逆喘息，痰呈泡沫状或夹血，声喑音哑，潮热盗汗，少气无力，消瘦面黄，泄溏便急，心悸气短，寡言少欲，纳呆，自汗，滑精，闭经，苔黄燥，脉微细或虚大无力。

药酒疗法

（一）百部酒

配　方	百部100g，白酒1L。
制　法	将百部切成薄片，略炒后与白酒一同置于容器中，密封，浸泡7天后，过滤去渣即成。
功　效	润肺下气，止咳杀虫。
主　治	肺结核、百日咳、气管炎等。
用法用量	口服。每次服10～30ml，日服2次，或随量饮用。
注意事项	服用本酒，忌食辛辣、鱼虾等刺激性食物。
来　源	引自《药酒汇编》。

（二）芥子酒

配　方	白芥子250g，白酒1L，黄酒2L。
制　法	将白芥子研成粗末，装入药袋中，放入干净的器皿中；加入白酒，浸泡3日，再入黄酒或米甜酒浸泡3日；去掉药袋，澄清后即可饮用。

功　效	温中散寒，利气豁痰。
主　治	肺结核。
用法用量	口服。每次20～50ml，每日3次，将酒温热空腹服用。
来　源	引自《本草纲目》。

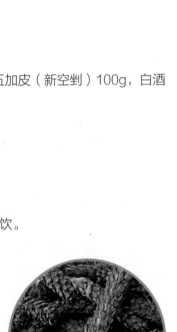

（三）冬虫夏草酒

配　方	冬虫夏草10枚，白酒2.5L。
制　法	将冬虫夏草置于洁净的容器内，加入白酒，密封，浸泡3日即得。
功　效	滋补肺肾，止血化痰。
主　治	肺阴不足，肾阳虚喘，痰咳有血。此外，肾虚型腰膝疼痛，及病后虚损不复皆可用之。
用法用量	口服。每次服15～20ml，日服1～2次。
来　源	引自《河南省秘验单方集锦》。

（四）椿根五加皮酒

配　方	椿头根50g（新握者，剉，即椿树），五加皮（新空剉）100g，白酒2.5L。
制　法	用无灰酒煮，去渣取酒。
功　效	补肺益肾，杀虫止咳。
主　治	肺结核。
用法用量	口服。每次服15～20ml，日服2次。
注意事项	根据个体差异，饮酒量适当斟减，忌多饮。
来　源	引自《普济方》。

（五）夏枯草酒

| 配　方 | 夏枯草500g，江米酒1kg。 |
| 制　法 | 将夏枯草除去杂物，切段，用清水洗净，用凉开水适量浸泡，再加米酒，隔水蒸至无酒味时，过滤去渣，取清液汁。 |

功　效	清肝明目，清热散结，凉血止血。
主　治	口服。每次30ml，每日3次。
用法用量	江米酒忌与味精同食，否则会中毒。
来　源	引自《药酒与膏滋》。

（六）地黄首乌酒

配　方	生地400g，何首乌500g，建曲100g，黄酒2.5L。
制　法	将生地、何首乌一同煮取浓汁，加入建曲、黄米如常法酿酒，密封器皿中，春夏五日，秋冬七日启之，中有绿汁，此真精矣，宜先饮之，乃滤汁收贮备用。
功　效	滋阴补肺。
主　治	阴虚骨蒸，烦热口渴，阴津耗伤，须发早白，热性出血症，肝肾精血亏损的遗精，带下，腰膝酸痛，肌肤粗糙，体力虚弱，生殖能力低下者。
用法用量	口服。每日3次，每次饮10～20ml。
注意事项	勿食生冷，炸滑物及猪、马、牛、肉。
来　源	引自《民间百病良方》。

（七）天门冬酒

配　方	天门冬1.5kg，糯米3kg，细曲300g。
制　法	将天门冬去除杂质，加水6L煮1小时；将糯米加水煮成稀饭，与天门冬煎液（连同药渣）混匀。待温度下降至30℃左右时，加入细曲并调匀，置于洁净容器内，加盖密封21日即成。压去酒糟，滤出药酒，瓶装备用。
功　效	补五脏，调六腑，滋阴降火，清肺润燥。
主　治	肺结核咳嗽咯血，肺阴不足所致的燥咳黏痰，口干口渴等。
用法用量	口服。每次30～50ml，每日3次，饮前空腹温服。
注意事项	脾胃虚寒，经常腹痛便溏者不宜服用。
来　源	民间验方。

注意事项

（1）肺结核的主要传播途径是飞沫传染。凡痰中找到结核杆菌的患者外出应戴口罩，不要对着别人面部讲话，不可随地吐痰，应该吐在手帕或废纸内，集中消毒或用火焚烧灭菌。

（2）患者应养成分食制习惯，与患者共餐或食入被结核杆菌污染的食物可引起消化道感染。

（3）患者应当有乐观精神和积极态度，做到坚持按时按量服药，完成规定的疗程，否则容易复发。

（4）可选择气功、保健功、太极拳等项目进行锻炼，能够使机体的生理机能恢复正常，逐渐恢复健康，增强抗病能力。

（5）平时注意防寒保暖，节制房事。

（6）饮食以高蛋白、糖类、维生素类为主，宜食新鲜蔬菜、水果及豆类；戒烟禁酒。

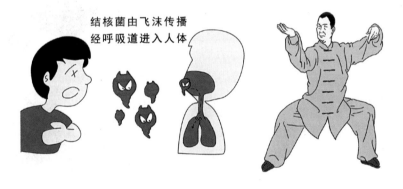

结核菌由飞沫传播
经呼吸道进入人体

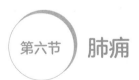 第六节 肺痈

肺痈是指由于热毒瘀结于肺，以致肺叶生疮，肉败血腐，形成脓疡，以发热，咳嗽，胸痛，咳吐腥臭浊痰，甚则咳吐脓血痰为主要临床表现的一种病证。肺痈主要见于西

医学的肺脓肿，其他如化脓性肺炎、肺坏疽以及支气管扩张、肺结核空洞等伴化脓性感染者出现肺痈的临床表现时，可参考肺痈辨证论治。

中医学认为，肺痈是由感受外邪，内犯于肺，或痰热素盛，蒸灼肺脏，以致热壅血瘀，蕴酿成痈，血败肉腐化脓。《金匮要略》首次列有肺痈病名，并作专篇进行讨论。《金匮要略·肺痿肺痈咳嗽上气病脉证并治》曰："咳而胸满振寒，脉数，咽干不渴，时出浊唾腥臭，久久吐脓如米粥者，为肺痈。"指出成脓者治以排脓，未成脓者治以泻肺，分别制定了相应的方药，还强调早期治疗的重要性。

肺痈属于内痈之一，是内科较为常见的疾病。中医药治疗本病有着丰富的经验，历代医家创立了许多有效方剂，其中不少方药长期为临床所选用。

临床表现

热毒瘀结，血败肉腐成痈所引起的肺痈症状，如发热，咳嗽、胸痛，咳吐腥臭浊痰，甚则脓血痰等，是肺痈的临床表现特征。

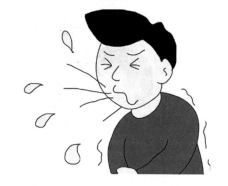

1. 初期

发热微恶寒，咳嗽，咳黏液痰或黏液脓性痰，痰量由少渐多，胸痛，咳时尤甚，呼吸不利，口干鼻燥，舌苔薄黄或薄白，脉浮数而滑。

2. 成痈期

身热转甚，时时振寒，继则壮热不寒，汗出烦躁，咳嗽气急，胸满作痛，转侧不利，咳吐浊痰，呈现黄绿色，自觉喉间有腥味，口干咽燥，舌苔黄腻，脉滑数。

3. 溃脓期

突然咳吐大量血痰，或痰如米粥，腥臭异常，有时咯血，胸中烦满而痛，甚则气喘不能平卧，仍身热面赤，烦渴喜饮，舌质红，苔黄腻，脉滑数或数实。

4. 恢复期

身热渐退，咳嗽减轻，咳吐脓血渐少，臭味亦减，痰液转为清稀，或见胸胁隐痛，难以久卧，气短乏力，自汗，盗汗，低热，午后潮热，心烦，口干咽燥，面色不华，形瘦神疲，舌质红或淡红，苔薄，脉细或细数无力。

药酒疗法

（一）蒲公英金银酒

| 配　　方 | 蒲公英30g，金银花15g，葛根12g，前胡、桔梗、荆芥、枳壳、杏仁、贝母、薄荷各9g，甘草6g，黄酒300ml。 |

配　　方　蒲公英30g，金银花15g，葛根12g，前胡、桔梗、荆芥、枳壳、杏仁、贝母、薄荷各9g，甘草6g，黄酒300ml。

制　　法　将上述诸药洗净晒干，切碎后和黄酒一起放在容器中，隔水密封蒸煮3小时后，将容器取出，取澄清液。

功　　效　清热解毒，化痰消肿。

主　　治　肺痈初期。

用法用量　口服。每次饮服30ml，每日2次。

来　　源　民间验方。

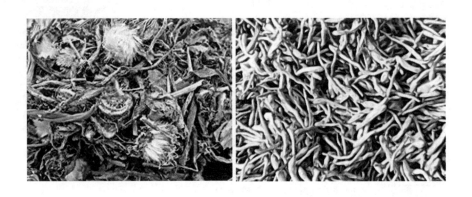

（二）银翘三仁清热酒

配　　方　金银花、鲜芦根各30g，连翘18g，冬瓜仁15g，瓜蒌仁12g，杏仁10g，薄荷10g，甘草9g，黄酒5L。

制　　法　将上述诸药洗净切碎，加水煎成浓汁，药汁再加入黄酒煮沸，放容器中密封浸泡，3日后过滤去渣即可。

功　　效　辛凉宣肺，清热解毒。

主　　治　肺痈初期。

用法用量　口服。每次温饮50ml，每日3次。

来　　源　民间验方。

（三）薏苡芡实酒

配　　方	薏苡仁、芡实各25g，白酒500ml。
制　　法	将上述诸药加工成粗末，装入药袋中，扎紧药袋口，备用。将白酒倒入容器中，放入药袋，加盖密封，置阴凉干燥处。每日振摇一次，14日后开封，去掉药袋，过滤即可。
功　　效	祛湿止泻。
主　　治	肺痈恢复期。
用法用量	口服。每次空腹饮服10ml，每日2次。
来　　源	引自《药酒汇编》。

（四）金荞麦解毒酒

配　　方	金荞麦50g，黄酒100ml。
制　　法	将金荞麦洗净，和黄酒一起放到锅中，隔水密封蒸煮1小时，去渣即可。
功　　效	排脓解毒。
主　　治	肺痈急性期。
用法用量	口服。每日顿服1次，每次40ml，小儿酌减，或者用淡米酒代替。
来　　源	引自《言庚孚医疗经验集》。

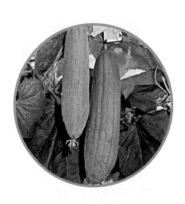

（五）老丝瓜排脓酒

配　　方	老丝瓜500g，黄酒适量。
制　　法	先将老丝瓜放瓦上焙干，研为细末。
功　　效	化痰排脓。
主　　治	肺痈急性期。
用法用量	每次取药末10g，用黄酒适量送服。
来　　源	引自《仙拈集》。

（六）阿胶藕节酒

配　方	生白茅根30g，藕节、生地炭各60g，阿胶15g，黄酒500ml。
制　法	将上述诸药洗净切碎，加入清水，小火煎成浓汁，过滤去渣取液，再加入黄酒煮沸离火。
功　效	清凉止血。
主　治	肺痈大咯血。
用法用量	口服。每次饮服50ml，每日3次。
来　源	引自《瑶医效方选编》。

（七）鱼腥薏苡排脓酒

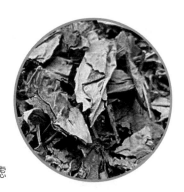

配　方	鱼腥草50g，连翘18g，薏苡仁50g，桔梗15g，合欢皮12g，远志6g，白菜根24g，南沙参9g，天花粉15g，白酒2L。
制　法	将上述诸药洗净晒干，捣碎或切成薄片，装入药袋中，置于洁净容器中，加入白酒，密封浸泡。3日后过滤去渣取液即可。
功　效	解毒排脓。
主　治	肺痈恢复期。
用法用量	口服。每次饮服20ml，每日服2次。
来　源	引自《医方新解》。

注意事项

（1）注意寒温适度，起居有节，以防受邪致病；注意室温的调节，做好防寒保暖，以防复感。

（2）饮食宜清淡，多吃具有润肺生津化痰作用的水果，如梨、枇杷、萝卜、荸荠等，饮食不宜

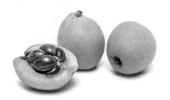

过咸，忌油腻厚味及辛辣刺激海腥发物，如大蒜、海椒、韭菜、海虾等，严禁烟酒，以免燥热伤肺。

（3）一旦发病，则当及早治疗，力求在未成痈前得到消散，或减轻病情。

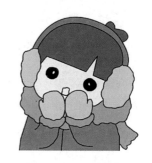

（4）安静卧床休息，每天观察体温、脉象的变化，观察痰与脓的色、质、量、味的改变。

（5）在溃脓期可根据肺部病位，予以体位引流，如见大量咯血，应警惕血块阻塞气道。

第三章

消化内科常
见疾病药酒
疗法

- 消化不良　　· 腹痛
- 胃痛　　　　· 腹胀
- 呕吐　　　　· 泄泻
- 呃逆　　　　· 便秘
- 肠梗阻　　　· 便血
- 胃及十二指肠溃疡 · 黄疸

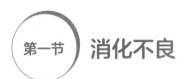

第一节 消化不良

消化不良是外感病邪或饮食过度影响肠胃的消化功能所引起的，是一种临床症候群，其病因复杂，与胃肠动力减弱、压力过大、精神紧张等原因有关。消化不良归属于中医的"胃痞"、"腹痛"、"呕吐"等范畴。中医认为导致消化不良的原因主要有以下几个方面：

（1）感受外邪，如暑、湿、寒、热等外界不正常的气候。

（2）饮食所伤，如暴饮暴食、过食肥甘、温凉失宜、饮食不洁等。

（3）情志失调，如烦恼郁怒、忧郁思虑、精神紧张。

（4）脏腑虚弱，多见于脾胃虚弱或脾肾阳虚。多因长期饮食不节，饥饱失调，或劳倦内伤，或久病之后，或素体不足，或年老体弱所致。

临床表现

消化不良临床表现为断断续续地有上腹部不适或疼痛、饱胀、烧心、嗳气、腹泻等。

中医学可分为以下几种类型。

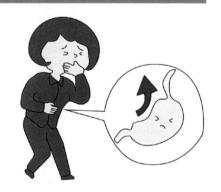

1. 肝气犯胃型

脘痛连胁，胃脘胀痛，胸脘痞满，喜叹息，纳呆嗳气，烦躁易怒，或焦虑不寐，随情志因素而变化，舌苔薄白，脉弦。

2. 饮食停滞型

脘腹胀满，纳呆恶心、嗳腐吞酸，或呕吐不消化食物，舌苔厚腻，脉滑。

3. 脾胃虚弱、痰湿停止型

胃脘痞满，餐后早饱，不思饮食，口淡无味，嗳气，四肢乏力沉重，常多自利，舌苔白腻，脉沉濡缓。

4. 寒热互结、气不升降型

胃脘痞满不痛，灼热嘈杂吞酸，肠鸣泄泻，口苦，舌苔薄黄而腻，脉弦数。

药酒疗法

（一）三香神仙酒

配　方	木香9g，丁香、檀香各6g，茜草60g，砂仁15g，酒曲30g，白酒、蜂蜜适量。
制　法	将上述诸药研细，加入适量蜂蜜调匀为丸，每丸重约9g。每丸用白酒500ml密封浸泡7日，每日摇晃1～2次。
功　效	健脾开胃，顺气消食。
主　治	肝气犯胃，脘腹饱满，嗳气打嗝，消化不良，食欲不振。
用法用量	口服。每次15～20ml，每日2次。
注意事项	阴虚火旺者忌服。
来　源	引自《清太医院配方》。

（二）蒜姜酒

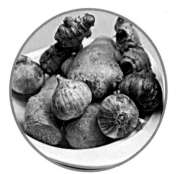

配　方	独头蒜10g，生姜9g，黄酒300ml。
制　法	将独头蒜、生姜捣碎，用药袋包好，放入白酒中，密封，浸泡15日后取出药袋，即可饮用。
功　效	理气和胃。
主　治	消化不良。
用法用量	口服。每次5～10ml，每日3次。
注意事项	忌食生冷。伴有口苦、口臭、口干而不欲食者忌服。
来　源	引自《圣济总录》。

（三）草果陈皮山楂酒

配　方	草果15g，陈皮5g，山楂10g，米酒500ml。

制　　法　将上述诸药淘洗干净，沥干后切为小颗粒，和米酒置于干净的瓷坛中，密封，浸泡。7日即可取上面清液饮用。

功　　效　健脾消食，行气止痛。

主　　治　消化不良、脘腹胀痛。

用法用量　口服。每日3次，每次50～80ml。饭后饮服。

来　　源　引自《中国民间百病良方》。

（四）草果化积酒

配　　方　草果仁10g，白酒250ml。

制　　法　将草果仁洗净、晾干，与白酒一同置于洁净容器中，密封，浸泡。10日后即可饮用。

功　　效　消食化积，通气理中。

主　　治　消化不良、脘腹胀痛、反胃食积等病症。

用法用量　口服。每日2次，每次10～20ml。

注意事项　阴虚血少者禁服。

来　　源　引自《民间百病良方》。

（五）山楂龙眼酒

配　　方　山楂、龙眼肉各250g，大枣、红砂糖各30g，米酒1L。

制　　法　将山楂、龙眼肉、大枣去核、晾干、粗碎，置于洁净容器中，再添加红砂糖和米酒搅匀，密封，浸泡。每日振摇1～2次，10日后即可过滤去渣留液。

功　　效　健脾益胃，顺气止痛，活血化瘀。

主　　治　肉食积滞、脘腹胀满、面色萎黄、大便秘结；产后恶露不绝、小腹疼痛等症。

用法用量　口服。每日2次，每次20～30ml。

注意事项　实热便秘者忌服。

来　　源　引自《药酒汇编》。

（六）青梅杏仁酒

配　　方	青梅150g，杏仁10g，米酒500ml。
制　　法	将青梅洗净，和杏仁一同装入酒瓶中，密封，浸泡。30日后，取上面酒液饮服。
功　　效	敛肺涩肠，润肠通便。
主　　治	慢性消化不良、肠炎腹泻、胆道蛔虫等症。
用法用量	口服。每日2次，每次10～20ml。
注意事项	胃酸过多者不宜服用，外感咳嗽以及湿热泻痢等邪盛者亦忌用。
来　　源	民间验方。

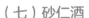

（七）砂仁酒

配　　方	砂仁50g，黄酒500g。
制　　法	将砂仁略炒，捣研成粗末，装入药袋中，与黄酒一同置于洁净容器中，密封，浸泡。5日后即可过滤去渣取液服用。
功　　效	行气和中，开胃消食。
主　　治	湿滞中焦、胸腹胀满、消化不良、恶心呕吐、胃脘胀痛、腹泻等。
用法用量	口服。每日2～3次，每次食后温服15～20ml。
注意事项	砂仁性较温燥，有实热或虚者不宜服用。
来　　源	引自《中国药膳学》。

（八）党参酒

配　　方	党参30g，白酒30ml。
制　　法	将党参放入酒中封口存放7日即成。
功　　效	补脾健胃，生津养血。
主　　治	食欲不佳，气短乏力，大便稀溏，气喘息短，头晕心悸等。
用法用量	口服。每次10～15ml，每日3次。
注意事项	外感未愈、宿食积滞者慎用。

| 来　　源 | 民间验方。 |

（九）金橘开胃酒

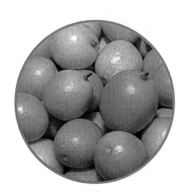

配　　方	金橘200g，蜂蜜40ml，白酒500ml。
制　　法	将金橘洗净，晾干，拍松（或切瓣），与蜂蜜一同置于白酒中，密封，浸泡。2个月即可取上清液饮用。
功　　效	开胃，理气解郁。
主　　治	食滞胃呆、腹胀等症。
用法用量	口服。每日2次，每次口服15～20ml。
来　　源	引自《药酒汇编》。

（十）陈皮山楂酒

配　　方	陈皮50g，生山楂100g，白酒500ml。
制　　法	将陈皮和山楂研碎，与白酒一同置于容器中，密封，浸泡。每日振摇1～2次，7日后过滤去渣留液。口服。
功　　效	健脾益气，燥湿降逆，开胃止呕。
主　　治	消化不良、食少胃满、脘腹胀痛等。
用法用量	口服。每日2～3次，每次30～50ml。
来　　源	引自《药酒汇编》。

（十一）山楂酒

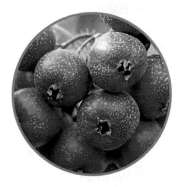

配　　方	山楂500g，白酒750ml。
制　　法	将山楂去核洗净、切片，与白酒一同置于洁净容器中，密封，浸泡。每日摇匀1～2次，7日后即可过滤去渣取液饮用。边饮边加入白酒250ml。
功　　效	健脾开胃，破气散瘀。
主　　治	消化不良、劳动过度而导致的身倦乏力等症。

用法用量　口服。每日2次，每次10～15ml。

来　源　引自《药酒汇编》。

（十二）菖蒲木瓜酒

配　方　鲜石菖蒲、鲜木瓜、九月菊花各20g，桑寄生30g，小茴香10g，烧酒1.5L。

制　法　先将上述诸药切成薄片或捣碎，装入药袋中，悬于容器中，加入烧酒，密封，浸泡。7日后，过滤去渣取液备用。

功　效　清心，柔肝，补肾，助消化。

主　治　阳虚恶风、消化不良、眩晕乏力等症。

用法用量　温饮。每日早晨1次，每次10ml。

来　源　引自《药酒汇编》。

（十三）大黄浸酒

配　方　大黄12g，白酒250ml。

制　法　将大黄去除杂技切成粗粒，放入洁净容器中，加入白酒，密封浸泡1～2日，过滤去渣即成。

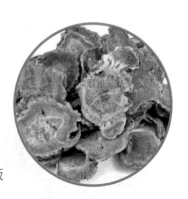

功　效　清热解毒，消食去积。

主　治　消化不良，宿食积滞。

用法用量　口服。每次10～20ml，每日2次，饭前饮用。

注意事项　孕妇禁用。

来　源　引自《本草纲目》。

（十四）神仙枸杞子酒

配　方　枸杞子、大麻子各150g，生地黄90g，黄酒2.5L。

制　法　将上述诸药去除杂质，将大麻子蒸熟后摊开散去热气，与枸杞子、生地黄混匀，用4个药袋包好，放入容器中，将黄酒注入容器，浸泡，密封，每日摇晃1次。夏季7日，春秋10日，冬季14日，启封滤取药酒，装瓶备用。

功　　效	补肾健脾，益气养血。
主　　治	虚羸黄瘦，不思饮食。
用法用量	口服。每次30ml，每日2次。中午饭前及晚上睡前温服。
来　　源	引自《太平圣惠方》。

（十五）白术酒

配　　方	白术100g，白茯苓50g，黄酒1.5L。
制　　法	将白术和白茯苓去除杂质，淘洗干净，滤去水液，晒干共为粗末，用药袋包好，置于容器中，入酒密封，隔水煮沸6小时，取出放置5日去除药渣，滤取酒液，备用。
功　　效	补脾燥湿，和中祛痰。
主　　治	消化不良，食少腹胀，泄泻，痰饮咳嗽，水肿，小便不利等。
用法用量	口服。每次30～50ml，每日3次，空腹饮用。
注意事项	泄泻、水肿伴有口苦口渴者不宜服用。
来　　源	引自《本草纲目》。

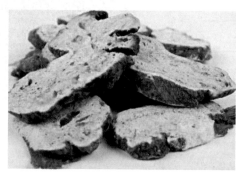 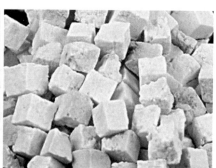

（十六）二术酒

配　　方	白术、苍术各100g，白酒400ml。
制　　法	将白术和苍术切碎，置于砂锅中并加水400ml，煮取300ml，离火，置于容器中，加入白酒，密封，浸泡7日后，过滤去渣备用。
功　　效	健脾胃，助消化，消胀止泻。
主　　治	脾虚所致的食欲缺乏、消化不良、脘腹胀满、泄泻等症。

| 用法用量 | 口服：每次服30～50ml，每日3次，或随时随量饮之，勿醉。 |
| 来　　源 | 引自《临床验方集》。 |

（十七）豆蔻理气酒

配　　方	红豆蔻、肉豆蔻、白豆蔻、高良姜、肉桂各30g，丁香、山药各15g，白砂糖120g，鸡蛋清2枚，烧酒1L。
制　　法	将上述诸药研末，与烧酒一同置于洁净容器中，加入白砂糖溶解，加入鸡蛋清搅拌均匀，用文火煮10余沸，离火候温。
功　　效	温中散寒，理气止痛。
主　　治	气滞脘满、消化不良、恶心呕吐等症。
用法用量	温饮。每日2次，每次15～20ml。
注意事项	阴虚火旺者忌服。
来　　源	民间验方。

注意事项

（1）养成良好的饮食习惯，避免暴饮暴食；餐中不宜饮水或用汤泡饭。

（2）饮食要有规律，注意营养的调节，日常要尽量选择易于消化的流质性食物。

（3）少食油炸食物，少吃腌制及生冷刺激性食品，食物的温度要尽量温和，防止胃肠道受到不良的刺激。

（4）生活要规律，进餐定时定量，三餐适度，主动进食，避免过饥或过饱。

（5）注意生活规律的调整，避免熬夜。

（6）食物食用前，应清洗干净，同时应合理的搭配食物。

（7）饭后适当运动，以加快食物的消化。

（8）注意防寒，胃部受凉后会使胃的功能受损，故要注意胃部保暖不要受寒。

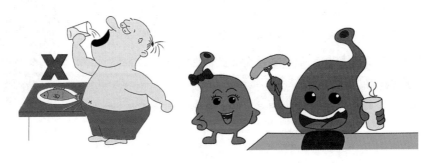

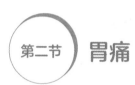

第二节 胃痛

胃痛，又称为胃脘痛，是由于胃气阻滞，胃络瘀阻，胃失所养，不通则痛导致的以上腹胃脘部发生疼痛为主症的一种脾胃肠病证。本病病因，初则多由外邪、饮食、情志不遂所致，病因多单一，病机单纯，常可见寒邪客胃、饮食停滞、肝气犯胃、肝胃郁热、脾胃湿热等证候，表现为实证；久之则常可见由实转虚，如寒邪日久损伤脾阳，热邪日久耗伤胃阴，多见脾胃虚寒、胃阴不足等证候，则属虚证。因实致虚，或因虚致实，皆可形成虚实并见证，如胃热兼有阴虚，脾胃阳虚兼见内寒，以及兼夹瘀、食、气滞、痰饮等。本病的病位在胃，与肝、脾关系密切，也与胆、肾有关，基本病机是胃气阻滞，胃络瘀阻，胃失所养，不通则痛。

胃痛在脾胃肠病证中最为多见，人群中发病率较高，中药治疗效果颇佳。本病证以胃脘部疼痛为主症，西医学中的急性胃炎、慢性胃炎、消化性溃疡、胃痉挛、胃下垂、胃黏膜脱垂症、胃神经官能症等疾病，当其以上腹部胃脘疼痛为主要临床表现时，均可参照本证辨证论治。

临床表现

胃痛的部位主要在上腹部胃脘处，俗称为心窝部。疼痛性质一般表现为胀痛、隐痛、刺痛、灼痛、闷痛、绞痛等，常常因病因病机的不同而各异，其中以胀痛、隐痛、刺痛常见，可有压痛，按之其痛或增或减，但无反跳痛；其痛有呈持续性者，也有时作时止者；其痛常因寒暖失宜，饮食失节，情志不舒，劳累等诱因而发作或加重。本病证常常伴有食欲不振，恶心呕吐，吞酸嘈杂等症状。

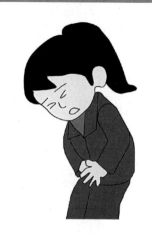

1. 寒邪客胃

胃痛暴作，拘急作痛，得热痛减，遇寒痛增，口淡不渴，或喜热饮，苔薄白，脉弦紧。

2. 饮食停滞

暴饮暴食后，胃脘疼痛，胀满不消，疼痛拒按，得食更甚，嗳腐吞酸，或呕吐不消化食物，味腐臭，吐后痛减，不思饮食或厌食，大便不爽，得矢气及便后稍舒，舌苔厚腻，脉滑有力。

3. 肝气犯胃

胃脘胀满，攻撑作痛，脘痛连胁，胸闷嗳气，喜长叹息，大便不畅，得嗳气、矢气则舒，遇烦恼郁怒则痛作或痛甚，苔薄白，脉弦。

4. 肝胃郁热

胃脘灼痛，痛势急迫，喜冷恶热，得凉则舒，心烦易怒，泛酸嘈杂，口干口苦，舌红少苔，脉弦数。

5. 瘀血停滞

胃脘疼痛，痛如针刺刀割，痛有定处，按之痛甚，食后加剧，入夜痛甚，或见吐血、黑便，舌质紫暗或有瘀斑，脉涩。

6. 脾胃湿热

胃脘灼热疼痛，嘈杂泛酸，口干口苦，渴不欲饮，口甜黏浊，食甜食则冒酸水，纳呆恶心，身重肢倦，小便色黄，大便不畅，舌苔黄腻，脉象滑数。

7. 胃阴亏虚

胃脘隐隐灼痛，似饥而不欲食，口燥咽干，口渴思饮，消瘦乏力，大便干结，舌红少津或光剥无苔，脉细数。

8. 脾胃虚寒

胃痛隐隐，绵绵不休，冷痛不适，喜温膏按，空腹痛甚，得食则缓，劳累或食冷或受凉后疼痛发作或加重，泛吐清水，食少，神疲乏力，手足不温，大便溏薄，舌淡苔白，脉虚弱。

药酒疗法

（一）蒲公英止痛酒

配　　方　蒲公英30g，生白芍10g，生甘草6g，红花8g，徐长卿（后下）12g，陈皮8g，浙贝母12g，黄酒500ml。

制　　法　将上述诸药与黄酒一同置于砂锅，用文火煎煮20分钟，候温，过滤去渣，取液饮用。

功　　效　安胃，止痛，散结。

主　　治　胃脘痛、滞胀纳呆属气滞络阻者。

用法用量　口服。每日1剂，分2次服。

来　　源　民间验方。

（二）芫荽酒

配　　方　芫荽（香菜）1kg，葡萄酒500ml。

制　　法　将芫荽洗净、切碎，浸入葡萄酒，3日后去渣饮酒。

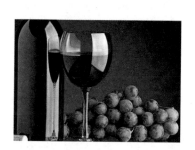

功　　效　祛寒止痛。

主　　治　胃寒痛，小儿发疹时也可涂抹在患处。

用法用量　痛时服15ml。

来　　源　引自《冯氏锦囊·痘疫》。

（三）荔枝良姜酒

配　　方　新鲜荔枝500g，高良姜50g，陈米酒1L。

制　　法　将荔枝去壳，高良姜洗净，一同放入陈米酒中，密封浸泡7日后即可。

功　　效　益胃健脾，养血养肝。

主　　治　脾胃虚寒之胃脘痛等。

用法用量　口服。每次30ml，每日2次。

来　　源　民间验方。

（四）人参陈皮酒

配　　方　人参100g，陈皮20g，大枣20g，白酒1L。

制　　法　将人参切片，将陈皮、大枣洗净，将人参、陈皮、大枣一同浸入白酒中，密封瓶口，3个月后取酒服用。

功　　效　补气和胃。

主　　治　体虚引起的胃脘痛、胃下垂等。

用法用量	口服。每日3次，每次20ml。
来　　源	民间验方。

（五）温胃酒

配　　方	川椒（炒）30g，黄酒500ml。
制　　法	将川椒（炒）置于容器中，加入黄酒，密封，浸泡2～3日，即成。
功　　效	温胃散寒，止痛。
主　　治	胃脘冷痛。
用法用量	口服。每次服10ml，每日2次。
来　　源	引自《药酒汇编》。

（六）桂心酒（一）

配　　方	桂心30g，白酒一大盏。
制　　法	将桂心研磨成细末，装在干净瓶子里，备用。将桂心末和白酒同煎成半盏，去渣饮用即可。
功　　效	散寒通阳，温经活血。
主　　治	寒凝血瘀型胃痛。
用法用量	每次病发，趁热服用。
来　　源	引自《食治养老方》。

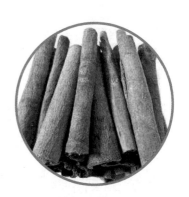

（七）五倍子酒

配　　方	五倍子4g，黄酒30～50ml。
制　　法	将五倍子去除杂质，敲开剔去杂质，研为末，放入砂锅中炒，起烟黑色为度，将黄酒倒入，滤去渣即成。
功　　效	敛肺降火，化痰消肿。
主　　治	胃脘痛。
用法用量	口服。以上药酒1次服完，中病即止。
来　　源	引自《本草纲目》。

注意事项

（1）首先要纠正不良的饮食习惯。饮食要有规律，少食多餐，忌食辛辣刺激性食物，戒烟酒。

（2）平时的饮食应供给富含维生素的食物，以利于保护胃黏膜和提高其防御能力，并促进局部病变的修复。

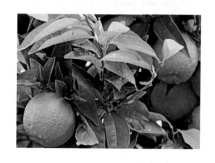

（3）保持心情舒畅，合理安排工作和休息，避免精神过度紧张和过度疲劳。

（4）不用或慎用对胃黏膜有刺激性的药物，如需服用，可在饭间或饭后服用。

第三节　呕吐

呕吐是消化内科常见病之一，由于胃失和降、胃气上逆所致的以饮食、痰涎等胃内之物从胃中上涌，自口而出为临床特征的一种病证。一般认为，呕以声响名，吐以吐物言，有声无物曰呕，有物无声曰吐，有声有物曰呕吐。呕与吐常同时发生，很难截然分开，因此无细分的必要，故近世多并称为呕吐。

呕吐的病因是多方面的，且常相互影响，兼杂致病，如外邪可以伤脾，气滞可致食停，脾虚可以成饮等。呕吐的病机有虚实两大类，实者由外邪、饮食、痰饮、气郁等邪气犯胃，致胃失和降，胃气上逆而发；虚者由气虚、阳虚、阴虚等正气不足，致胃失温养、濡润，胃失和降，胃气上逆所致。一般来说，初病多实，日久损伤脾胃，中气不足，可由实转虚；脾胃素虚，复为饮食所伤，或成痰生饮，则因虚致实，出现虚实并见的复杂病机。但无论邪气犯胃，或脾胃虚弱，发生呕吐的基本病机都在于胃失和降，胃气上逆。

临床表现

　　呕吐的临床表现不尽一致，常有恶心之先兆，其作或有声而无物吐出，或吐物而无声，或吐物伴有声音；或食后即吐，或良久复出；或呕而无力，或呕吐如喷；或呕吐新入之食，或呕吐不消化之宿食，或呕吐涎沫，或呕吐黄绿苦水；呕吐之物有多有少。呕吐常有诱因，如饮食不节，情志不遂，寒暖失宜，或闻及不良气味等因素，皆可诱发呕吐，或使呕吐加重。呕吐常伴有恶心厌食，胸脘痞闷不舒，吞酸嘈杂等症。呕吐多偶然发生，也有反复发作者。

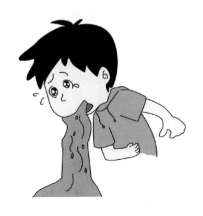

　　1. 实证

　　（1）外邪犯胃

　　呕吐食物，吐出有力，突然发生，起病较急，常常伴有恶寒发热，胸脘满闷，不思饮食，舌苔白，脉濡缓。

　　（2）饮食停滞

　　呕吐物酸腐，脘腹胀满拒按，嗳气厌食，得食更甚，吐后反快，大便或溏或结，气味臭秽，苔厚腻，脉滑实。

　　（3）痰饮内停

　　呕吐物多为清水痰涎，胸脘满闷，不思饮食，头眩心悸，或呕而肠鸣，苔白腻，脉滑。

　　（4）肝气犯胃

　　呕吐吞酸，嗳气频作，胸胁胀满，烦闷不舒，每因情志不遂而呕吐吞酸更甚，舌边红，苔薄白，脉弦。

　　2. 虚证

　　（1）脾胃虚弱

　　饮食稍有不慎，或稍有劳倦即易呕吐，时作时止，胃纳不佳，脘腹痞闷，口淡不渴，面白少华，倦怠乏力，舌质淡，苔薄白，脉濡弱。

　　（2）胃阴不足

　　呕吐反复发作，呕吐量不多，或仅吐唾涎沫，时作干呕，口燥咽干，胃中嘈杂，似饥而不欲食，舌红少津，脉细数。

药酒疗法

（一）姜糖酒

配　　方　生姜100g，砂糖（红糖）100g，黄酒1L。

制　　法　将生姜切成薄片，置于洁净容器中，加入红糖和黄酒，密封，浸泡7天后，过滤去渣即成。

功　　效　益脾温经，发表散寒。

主　　治　胃肠功能下降所致的口淡无味、食欲不振；或胃中寒冷、呕吐；或轻微感冒、妇女痛经等症。

用法用量　口服。每次服20～30ml，日服2次。

注意事项　凡阴虚内热（潮热、夜热盗汗、口干舌红者）忌服。

来　　源　引自《药酒汇编》。

（二）吴萸姜豉酒

配　　方　吴萸子10g，生姜30g，淡豆豉30g，白酒210ml。

制　　法　将吴萸子捣碎或切成薄片，生姜去皮切片，与淡豆豉一同置于砂锅中，加入白酒，煎煮至半，或将药置于洁净容器中，加入白酒，密封，浸泡5日。以上二法，均过滤去渣即得。

功　　效　温中散寒。

主　　治　突然心口疼痛、四肢发冷、呕吐泻痢、脘腹冷痛、心烦不适。

用法用量　口服。每日1剂，分3次温服。或每次服20～30ml，每日3次温服。

来　　源　引自《肘后备急方》。

（三）良姜藿香酒

配　　方　高良姜70g，藿香50g，黄酒500ml。

制　　法　将高良姜用火炙出焦香味，打碎，与藿香混匀，置于洁净容器中，加入黄酒500ml，用文火煮3～4沸，去渣留液。

功　　效　暖胃散寒，芳香化浊，理气止痛。

主　　治　胃寒呕吐，脘腹冷痛，霍乱吐痢。

用法用量　口服。每日2次，每次15～20ml。

注意事项	阴虚火旺者忌服。
来　　源	民间验方。

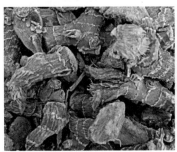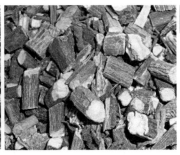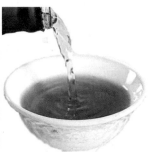

（四）缩砂酒

配　　方	砂仁（炒研）60g，米酒750ml。
制　　法	将砂仁炒后捣碎，用药袋装好，加入米酒（加等量水）用小火煮1小时，再装入瓶中，密封，浸泡3日即成。
功　　效	行气宽中，健脾化湿。
主　　治	恶心呕吐，胃脘胀痛，食欲不振，腹泻，痢疾，妊娠呕吐，胎动不安等。
用法用量	口服。每次30~50ml，每日3次，温服。
来　　源	引自《本草纲目》。

（五）茴香姜汁酒

配　　方	小茴香（茎、叶同用）300g，生姜汁9g，米酒30ml。
制　　法	前小茴香捣碎、取汁，置于洁净容器中，加入生姜汁、米酒混匀，用文火煮沸，去渣留液。
功　　效	温中散寒，理气止痛。
主　　治	寒冷侵袭或过食生冷，恶心呕吐，胃脘胀痛，下腹疼痛。
用法用量	温饮。每日1次，每次1剂。
来　　源	民间验方。

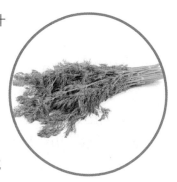

（六）麻子酒

配　方	火麻仁500g，白酒1.5L。
制　法	将火麻仁炒香后捣碎，放入干净的瓶中，倒入白酒浸泡，封口，3日后开启，滤取1L。
功　效	温胃止呕。
主　治	恶心。
用法用量	口服。每日2次，适量饮。
来　源	引自《备急千金要方》。

（七）丁香煮酒

配　方	丁香2粒，黄酒50ml。
制　法	将黄酒放入瓷杯中，加入丁香2粒，将瓷杯放在有水的蒸锅中加热蒸炖10分钟。
功　效	温中降逆。
主　治	感寒性腹痛、腹胀、吐泻等症。
用法用量	趁热饮酒，一次饮尽。
来　源	引自《千金翼方》。

（八）姜附酒（一）

配　方	干姜60g，制附子40g，白酒500ml。
制　法	将上述2味药切薄片或捣碎或切成薄片，置于洁净容器中，加入白酒，密封浸泡3～5天过滤去渣即得。
功　效	温中散寒，回阳通脉，温肺化饮。
主　治	心腹冷痛、呃逆、呕吐、泄泻、痢疾，寒饮喘咳、肢冷汗出。
用法用量	口服。每次食前温服1～2杯（30～60ml），口服3次。
注意事项	阴虚内热，火热腹痛及孕妇忌服。
来　源	引自《药酒汇编》。

注意事项

（1）避免风寒暑湿之邪或秽浊之气的侵袭，避免精神刺激，避免进食腥秽之物，不可暴饮暴食，忌食生冷辛辣香燥之物。

（2）平时饮食宜定时定量，不宜太饱。

（3）呕吐较轻者，可以进食易消化的流质食物，宜少量多次进食，呕吐较重者，暂时应该禁食，并做必要的检查。

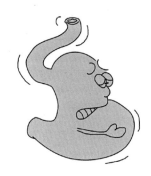

 第四节 呃逆

呃逆是指胃气上逆动膈，以气逆上冲，喉间呃呃连声，声短而频，令人不能自止为主要临床表现的病证。呃逆古称为"哕"，又称为"哕逆"。呃逆的病因有饮食不当，情志不遂，脾胃虚弱等。呃逆的病位在膈，其病变关键脏腑为胃，并与肺、肝、肾有关。胃居膈下，肺居膈上，膈居肺胃之间，肺胃均有经脉与膈相连；肺气、胃气同主降，若肺胃之气逆，皆可使膈间气机不畅，逆气上出于喉间，而生呃逆；肺开窍于鼻，刺鼻取嚏可以止呃，故肺与呃逆发生有关。产生呃逆的主要病机为胃气上逆动膈。西医学中的单纯性膈肌痉挛即属呃逆，而胃肠神经官能症、胃炎、胃扩张、胃癌、肝硬化晚期、脑血管病、尿毒症，以及胃、食道手术后等其他疾病所引起的膈肌痉挛，均可参考本病证辨证论治。

临床表现

呃逆的主要表现是喉间呃呃连声，声音短促，频频发出，患者不能自制。临床所见以偶发者居多，为时短暂，多在不知不觉中自愈；有的则屡屡发生，持续时间较长。呃声有高有低，间隔有疏有密，声出有缓有急。发病因素与饮食不当、情志不遂、受凉等有关。本病常常伴有胸膈痞闷，胃脘嘈杂灼热，嗳气等症。

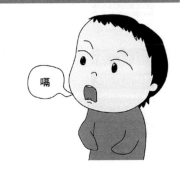

嗝

1. 实证

（1）胃中寒冷

呃声沉缓有力，胸膈及胃脘不舒，得热则减，遇寒则甚，进食减少，口淡不渴，舌苔白，脉迟缓。

（2）胃火上逆

呃声洪亮有力，冲逆而出，口臭烦渴，多喜饮冷，脘腹满闷，大便秘结，小便短赤，苔黄燥，脉滑数。

（3）气机郁滞

呃逆连声，常因情志不畅而诱发或加重，胸胁满闷，脘腹胀满，纳减嗳气，肠鸣矢气，苔薄白，脉弦。

2. 虚证

（1）脾胃阳虚

呃声低长无力，气不得续，泛吐清水，脘腹不舒，喜温喜按，面色㿠白，手足不温，食少乏力，大便溏薄，舌质淡，苔薄白，脉细弱。

（2）胃阴不足

呃声短促而不得续，口干咽燥，烦躁不安，不思饮食，或食后饱胀，大便干结，舌质红，苔少而干，脉细数。

药酒疗法

（一）熟地枸杞酒

配　　方	熟地黄44g，枸杞子40g，山药36g，茯苓32g，山茱萸20g，甘草24g，黄酒1L。
制　　法	将上述诸药粗碎，置于洁净容器中，加入清水200ml及黄酒，用文火煮30分钟，候冷，每日振摇1～2次，密封浸泡3～5日，去渣留液。
功　　效	补益肝肾，养血填精。
主　　治	阴虚阳盛，呃逆不止；胃阴不足，腰酸遗精，口燥咽干，盗汗；外感温病，余热未清，唇舌焦黑，口渴引饮。
用法用量	睡前口服。每日1次，每次15～30ml。
来　　源	引自《景岳全书》。

（二）丁香柿蒂酒

配　　方	丁香5粒，5个，白酒100ml。
制　　法	将丁香和柿蒂粗碎，置于洁净容器中，加入白酒，密封，隔水文火蒸10分钟，去渣留液。
功　　效	温中散寒，止呃。
主　　治	胃寒疼痛呃逆。
用法用量	温饮。每日2次，每次10～20ml。
来　　源	民间验方。

（三）姜汁葡萄酒

配　　方	生姜50g，葡萄酒500ml。
制　　法	将生姜捣烂，置于洁净容器中，加入葡萄酒，每日振摇1～2次，密封浸泡3日，去渣留液。
功　　效	健胃祛湿，散寒止痛。
主　　治	嗳气呃逆，寒性腹痛。
用法用量	口服。每日2次，每次50ml。
来　　源	引自《中国民间百病良方》。

注意事项

（1）如果持续不停地打嗝，可能是胃、横膈、心脏、肝脏疾病所表现的症状，应当及时去医院进行细致的诊治。

（2）日常进食时发生呃逆可以暂停进食，做几次深呼吸，在短时间内可以止住。

（3）不宜吃生冷食品、煎炸类难以消化的食品；刀豆、生姜、枇杷等食物有温胃通气止呃的作用，呃逆者可适量选食。

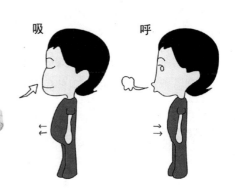

第五节 肠梗阻

肠梗阻是不同原因引起的肠腔内容物不能顺利通过肠道的一组症候群，中医称之为"大便不通"、"肠结"、"关格"等，认为由于饮食不节、热邪郁闭、寒邪凝滞、湿邪中阻、气血瘀滞、燥屎内结、虫团聚集等因素导致肠腑传导失常，通降受阻，则气机痞结，水津潴留，闭阻于中，出现胀、痛、呕、闭四大症状为肠梗阻。老年人肠梗阻的病因大多与肠道肿瘤、结肠憩室炎、粪便嵌顿及乙状结肠扭转和肠粘连、嵌顿疝等有关。如果在生活中进行合理的调养，可以预防肠梗阻的发生。

临床表现

1. 气滞型

腹痛阵作或持续胀痛，恶心，呕吐，无排便及排气，肠音亢进或消失，腹软，苔薄腻，脉眩。

2. 瘀阻型

腹痛剧烈，腹部中度膨胀，可见明显肠型，并有明显的定位性压痛、反跳痛和轻度肌紧张，可扪及包块，伴有胸闷气促，呕吐，无大便，不排气，发热，小便黄赤，舌质红，甚者青紫，苔黄腻，脉弦数或洪数。

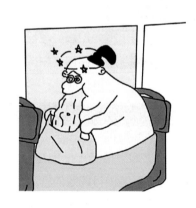

3. 痞结

脘腹胀痛，痞满，腹胀如鼓，全腹巨痛，反跳痛，肌紧张，肠鸣音减弱或消失，呕吐剧烈，呕出血性液体，且伴见发热，烦躁，自汗，肢冷，口干舌燥，苔厚腻，脉沉细而数。

药酒疗法

（一）沉香酒

配　　方	沉香（研末）6g，蜂蜜120g，猪油120g，低度白酒300ml。
制　　法	将沉香、蜂、猪油、白酒一并置于洁净容器中，浸泡48小时后即可服用。
功　　效	降气止痛，滋润补中，润肠通便。
主　　治	老年性肠梗阻（中气不足）。
用法用量	口服。每日服2次，每次服15～30ml。
来　　源	引自《百病中医集验高效良方》。

（二）虫梗酒

配　　方	生大黄9g，槟榔8g，使君子（擀碎）15g，苦楝根皮15g，黄酒500ml。
制　　法	将上述诸药研为粗末或切成薄片，与黄酒一起置于洁净容器中，密封浸泡7日后即可饮用。
功　　效	化虫，除梗，通便。
主　　治	蛔虫性肠梗阻。
用法用量	口服。每日早、晚各服1次，每次服30～50ml。
来　　源	引自《中国药酒配方大全》。

（三）膝瓜酒

配　　方	牛膝50g，木瓜50g，白酒500ml。
制　　法	将上述诸药与白酒一起置于洁净容器中，密封浸泡7日后便可饮用。上述药量可以连续浸泡3次。
功　　效	温利舒筋，利湿通便。
主　　治	粘连性肠梗阻。
用法用量	口服。每晚临睡前饮1次，每次饮量可以根据个人酒量而定，以能耐受为度。
来　　源	引自《民间秘方治百病》。

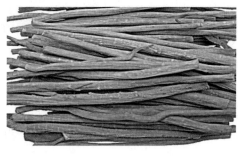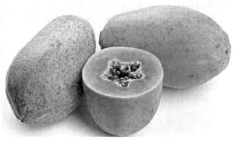

（四）通草白术酒

配　　方	通草60g，白术9g，莱菔子9g，白酒1.5L。
制　　法	将上述诸药用文武火煎至200ml。
功　　效	健脾理气通腑。
主　　治	急性肠梗阻。
用法用量	频频饮服。
来　　源	民间验方。

（五）猪胆白酒汤

配　　方	猪胆1个，白酒30ml（视患者酒量大小亦可略多或略少）。
制　　法	将上述混合置于碗中，置小锅内炖热，一次服下。如果无新鲜猪胆，也可以用干品（其效稍缓），但一次需用2个，先将胆囊剪开，用热酒将其里面的胆汁浇在碗里，按上法炖热后即可化开。
功　　效	理气通腑。
主　　治	急性肠梗阻。
用法用量	口服。一次服完。
注意事项	服药后不久，即可见肠蠕动加快，腹内气响2～4小时许，即可放矢气而通下。
来　　源	引自《中医药学报》。

注意事项

（1）平时注意饮食，可以吃一些流质的、容易消化的、有营养的食物，不要吃容易产气的食物，例如牛奶、豆浆、芹菜、黄豆芽、洋葱等，忌粗糙食物如鸡肉、火腿、

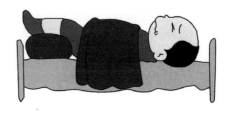

鸽肉以及各种蔬菜汤类。

（2）禁油腻食品如母鸡汤、肉汤、羊肉、肥肉、排骨汤、甲鱼等。忌食发物如狗肉、羊肉、雀肉、雀蛋、笋干、大葱、南瓜、牛肉、香菜、辣椒、韭菜、蒜苗等。

（3）生活有规律，饮食有节，饱餐后避免立即作剧烈运动。

（4）纠正便秘，预防并及时治疗肠蛔虫病，早期发现和治疗肠道肿瘤，梗阻发生后宜平卧位或头低脚高位。

 胃及十二指肠溃疡

胃及十二指肠溃疡是以胃脘部呈周期性的节律性疼痛、嗳气、返酸等为主症的慢性疾病。中医将其归入"胃脘痛"、"心痛"、"吞酸"等范畴。其发病与忧思恼怒，饥饱失常，过食生、冷、油炸食物及素体虚弱等因素有关，多见于青壮年。

临床表现

胃、十二指肠溃疡以反复发作的节律性上腹痛为临床特点，疼痛性质为压迫感或膨胀感，甚或钝痛、灼痛、剧痛；摄食、呕吐、休息或服抗酸药疼痛可暂时缓解。疼痛有节律性，胃溃疡疼痛常在进食后1～2小时内，食物过了胃以后可以缓解，十二指肠溃疡疼痛常在进食2～3小时以后，空腹时疼痛，进食后可以缓解。常常伴有反酸、嗳气、灼热、嘈杂等感觉，甚至还可以出现恶心、呕吐、呕血、便血等症状。

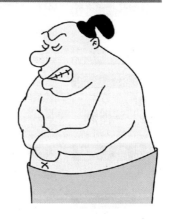

药酒疗法

（一）胡桃酒

配　　方　青皮胡桃3kg，白糖500g，60度烧酒5L。

制　　法　在农历六月上旬采取未成熟的青皮胡桃，洗净打碎后置于洁净容器中，加入烧酒，密封，曝晒20～30日，待酒与胡桃成黑色时，用药袋压榨过滤去渣，加入白糖溶解后，即成。

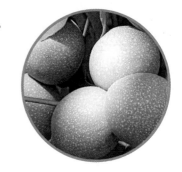

功　　效　和胃止痛。

主　　治　胃及十二指肠溃疡，胃炎。

用法用量　口服。每次10ml，每日2次。

来　　源　引自《食物疗法》。

（二）复方金牛酊

配　　方　入地金牛根1kg，救必应二层皮1.25kg，金樱根250g，樟脑根皮250g，鸡骨香根120g，七叶莲叶120g，40度白酒5L。

制　　法　将上述诸药洗净，切碎或切成薄片，晾干，装入药袋中，置于洁净容器中，加入乙醇，密封，浸泡15天后，过滤去渣，取药液加热浓缩至1500ml，贮存备用。

功　　效　补气，消炎，止痛。

主　　治　胃及十二指肠溃疡、慢性胃肠炎、消化不良、风湿痛、牙痛及毒蛇咬伤等症。

用法用量　口服。成人每次服5～10ml，日服3次。

来　　源　引自《中草药通讯》。

（三）平胃酒

配　　方　大枣、山药、枸杞各200g，砂仁、山楂、麦芽各100g，炒陈皮80g，肉豆蔻、小茴香、鸡内金、干姜各50g，蜂蜜100g，白酒3L。

制　　法　先将大枣去核，与上述诸药烘干，研为细末或切成薄片，放入砂锅内，加入白酒热浸（65%～70%）30分钟，放置待凉过滤，残渣加入白酒再浸20分钟过滤，合并滤液加入蜂蜜，搅拌溶化，过滤装瓶。

功　　效	健脾和胃，消食化积，温中散寒，补中益气，滋补肝肾。
主　　治	胃及十二指肠溃疡。
用法用量	口服。每次服25ml，每日2次，2个月为一疗程。
来　　源	引自《陕西中医》。

（四）止痛酊

配　　方	白屈菜20g，橙皮10g，白酒100ml。
制　　法	将白屈菜和橙皮切碎或切成薄片，置于洁净容器中，加入白酒50ml，密封，浸泡3日，过滤，药渣用药袋挤压，二汁混合，添加白酒制成100ml，澄清即得。
功　　效	理气止痛。
主　　治	慢性胃炎及胃肠道痉挛引起的疼痛。
用法用量	口服。每次服5～10ml，日服3次。
来　　源	引自《中药制剂汇编》。

（五）青龙衣酒

配　　方	青龙衣1.5kg，单糖浆675g，60度白酒2.5L。
制　　法	将青龙衣捣碎，置于洁净容器中，加入白酒，密封，浸泡20～30天，过滤去渣，再加入单糖浆溶匀即成。
功　　效	和肠胃，止疼痛。
主　　治	胃脘疼痛（胃及十二指肠溃疡、慢性胃炎等）不止、泻痢不止。
用法用量	口服。每次服15ml，日服1～2次。
来　　源	引自《简明中医辞典》。

注意事项

（1）应有规律地定时定量进食，细嚼慢咽，避免急食，增加唾液分泌，稀释和中和胃酸，提高黏膜屏障作用。

（2）食物要选富有营养、易消化的细软食物为主，多吃含植物蛋白、维生素多的食物。

（3）心态泰然，情绪安定。中医说怒伤肝，焦急忧虑也伤肝。肝伤必犯胃，引起溃疡病的发生发展，因此要善于自我调节。

（4）寒冷季节，冷空气易直接侵犯胃部，使胃痉挛胃痛。注意胃部保暖，还要避免过度劳累，降低人体抵抗力及防御气候变化的能力，因而要劳逸结合。

（5）溃疡病根治较难，治好后每易复发，除了进行足部反射区按摩外，还可辅以食疗，如红糖姜汁、胡椒猪肚等。

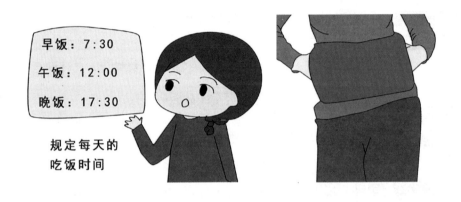

早饭：7：30

午饭：12：00

晚饭：17：30

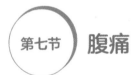

规定每天的
吃饭时间

第七节　腹痛

腹痛是指胃脘以下，耻骨毛际以上部位发生疼痛为主要表现的一种脾胃肠病证，各地皆有，四季皆可发生。腹痛的病因病机比较复杂，凡外邪入侵，饮食所伤，情志失调，跌仆损伤，以及气血不足，阳气虚弱等原因，引起腹部脏腑气机不利，经脉气血阻滞，脏腑经络失养，均可发生腹痛。腹痛的部位在腹部，脏腑病位或在脾，或在肠，或在气在血，或在经脉，需视具体病情而定，所在不一。形成本病的基本病机是脏腑气机不利，经脉气血阻滞，脏腑经络失养，不通则痛。

"脐腹痛""小腹痛""少腹痛""环脐而痛""绕脐痛"等，均属本病范畴。

临床表现

腹痛部位在胃脘以下，耻骨毛际以上，疼痛范围可以较广，也可以局限在大腹、胁腹、少腹，或小腹。疼痛性质为隐痛、胀痛、冷痛、灼痛、绞痛、刺痛等，腹部外无胀大之形，腹壁按之柔软，可有压痛，但无反跳痛，其痛可呈持续性，亦可时缓时急，时作时止，或反复发作。疼痛的发作和加重，常常与饮食、情志、受凉、劳累等诱因有关。起病或缓或急，病程有长有短，常常伴有腹胀，嗳气，矢气，以及饮食、大便异常等脾胃症状。

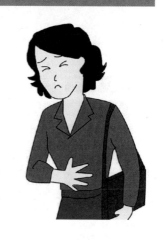

1. 寒邪内阻型

腹痛急起，剧烈拘急，得温痛减，遇寒尤甚，恶寒身蜷，手足不温，口淡不渴，小便清长，大便自可，苔薄白，脉沉紧。

2. 湿热积滞型

腹部胀痛，痞满拒按，得热痛增，遇冷则减，胸闷不舒，烦渴喜冷饮，大便秘结，或溏滞不爽，身热自汗，小便短赤，苔黄燥或黄腻，脉滑数。

3. 饮食停滞型

脘腹胀痛，疼痛拒按，嗳腐吞酸，厌食，痛而欲泻，泻后痛减，粪便奇臭，或大便秘结，舌苔厚腻，脉滑。大多数有伤食史。

4. 气机郁滞型

脘腹疼痛，胀满不舒，痛引两胁，时聚时散，攻窜不定，得嗳气矢气则舒，遇忧思恼怒则剧，苔薄白，脉弦。

5. 瘀血阻滞型

腹痛如锥如刺，痛势较剧，腹内或有结块，痛处固定而拒按，经久不愈，舌质紫暗或有瘀斑，脉细涩。

6. 中虚脏寒型

腹痛绵绵，时作时止，痛时喜按，喜热恶冷，得温则舒，饥饿劳累后加重，得食或休息后减轻，神疲乏力，气短懒言，形寒肢冷，胃纳不佳，大便溏薄，面色不华，舌质淡，苔薄白，脉沉细。

药酒疗法

（一）吴茱萸酒

配　　方	吴茱萸（汤浸7遍，焙干微炒）5g，白酒20ml。
制　　法	将上药加入白酒煎至6分，去渣，备用。
功　　效	温中散寒，祛瘀止痛。
主　　治	产后恶血疼痛极甚。兼治产后虚羸，盗汗，腹痛。
用法用量	口服。每日1剂，分2次温服。
来　　源	引自《普济方》。

（二）杨梅酒

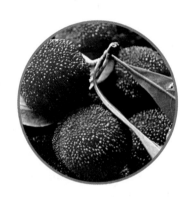

配　　方	杨梅200g，白酒500ml。
制　　法	将杨梅和白酒一同置于洁净容器中，密封，浸泡。7日后取酒，备用。
功　　效	生津，和中，止痛。
主　　治	腹痛、吐泻、烦渴、夏季疟疾。
用法用量	口服。每次饮服杨梅酒半酒盅，或食酒浸杨梅2~3枚。
来　　源	引自《偏方大全》。

（三）兰陵酒

配　　方	郁金、沉香、木香各15g，当归50g，砂仁、陈皮、花椒各100g，杏仁200g，鲜生姜400g，白面40g，糯米面10g，酒曲适量。
制　　法	将上述诸药共研末，和白面、糯米作曲，如常法酿酒即可。
功　　效	温中散寒，理气止痛。
主　　治	心腹胀痛冷痛。
用法用量	口服。日服2次，每次温服10ml。
来　　源	引自《鲁府禁方》。

（四）巴戟天酒

配　　方	巴戟天100g，鹿角片50g，黄芪、当归、熟地、益母草各30g，白

酒1L。

制　　法 将上述诸药洗干净，与白酒一同置于洁净容器中，加盖密封，浸泡。每5日摇晃1～2次，浸泡30日后，滤取上清液饮服。

功　　效 温阳散寒，益气理血。

主　　治 因阳虚引起的少腹冷痛、痛经，以及血栓闭塞性脉管炎、四肢关节青紫疼痛、手足冷痛等。

用法用量 口服。每日2～3次，每次15～20ml；或随酒量饮服，不令醉。

来　　源 引自《药酒汇编》。

（五）陈皮丁香厚朴酒

配　　方 陈皮6g，丁香3g，厚朴6g，黄酒100ml。

制　　法 将上述诸药同黄酒共置于砂锅中，用文火煎煮数沸，滤去药渣即成。

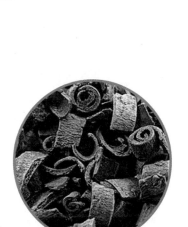

功　　效 散寒，止痛。

主　　治 受寒腹痛，吐泻等症。

用法用量 口服。每日1剂，分2～3次服下，或顿服。

来　　源 民间验方。

（六）肉苁蓉豆蔻酒

配　　方 肉苁蓉30g，山萸肉、肉豆蔻各15g，朱砂5g，白酒600ml。

制　　法 将前3味药物捣碎，将朱砂研末，装入药袋中，与白酒一同置于洁净容器内，密封，贮存。每日摇荡1～2次，7日后即成。

功　　效 温补脾肺，养精血，安神。

主　　治 脘腹疼痛、食欲不振、便溏泄泻等。

用法用量 口服。每日2次，每次口服10ml。

来　　源 引自《药酒汇编》。

（七）五味九香豆蔻酒

配　　方	九香虫、五味子、肉豆蔻各30g，党参20g，白酒1L。
制　　法	将上述诸药一同粉碎并装入药袋中，扎紧药袋口，和白酒一同置于洁净容器中，密封，浸泡，备用。
功　　效	补脾胃，散寒止泻。
主　　治	脾肾阳虚、腹部畏寒、脐周疼痛、形寒肢冷、泻后痛减等。
用法用量	口服。每日2次，每次10～15ml。
注意事项	阴虚火旺、大便溏泄者忌服。
来　　源	引自《药酒汇编》。

注意事项

（1）寒痛者要注意保温，虚痛者宜进食易消化食物，热痛者忌食肥甘厚味和醇酒辛辣，食积者注意节制饮食，气滞者要保持心情舒畅。

（2）若腹痛急暴，伴大汗淋漓，四肢厥冷，脉微欲绝者为虚脱之象，如不及时抢救则危殆立至。

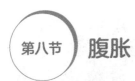

第八节　腹胀

腹胀即腹部胀大或胀满不适。《诸病源候论·腹胀候》："腹胀者，由阳气外虚、阴气内积故也。阳气外虚受风冷邪气，风冷，阴气也。冷积于府脏之间不散，与脾气相壅，虚则胀，故腹满而气微喘。"中医认为，腹胀多由脾胃素虚、饮食不节、运化失常，或肝气郁结、胃肠积热、瘀血停滞等所致。有虚胀和实胀之分。

临床表现

1. 食滞腹胀

脘闷腹胀、厌食呕恶、嗳腐吞酸。舌苔厚腻，脉滑。此型多由饮食过饱，食积内停，气机不畅所致。

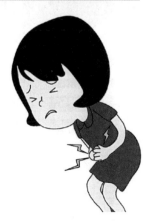

2. 胃下垂腹胀

腹胀，食后更加厉害，腹部有下坠感，平卧稍舒，伴有气短懒言，倦怠乏力，舌淡苔白，脉象细弱。此型多由脾胃气虚，中气下陷所致。

3. 术后腹胀

术后腹胀，食少纳呆，口淡乏味，或伴恶心嗳气，大便量少。舌苔白腻，脉细。此型由术后脾胃功能尚未恢复，湿邪内阻，脾失健运，清气不升，浊气不降所致。

4. 产后腹胀

产后腹胀，胸脘痞闷，食少纳呆，恶露量少。舌质紫暗，脉细涩。此型多由恶露下行不畅，气血瘀滞所致。

5. 行经腹胀

行经前后或经期出现腹胀，胀连两胁，胸闷嗳气，食少纳呆，舌苔薄腻，脉弦。此型多由肝气犯胃，脾失健运所致。

6. 便秘腹胀

大便秘结，或大便不畅，腹部胀满，舌苔黄腻，脉弦滑。此型多由肠胃积热，津液不能濡润所致。

药酒疗法

（一）秦艽丹参酒

| 配　方 | 五加皮50g，秦艽、川芎、牛膝、杜仲、茯苓、防风、丹参、独活、薏苡仁、地骨皮、大麻仁各30g，肉桂25g，石斛、干姜各20g，制附子 |

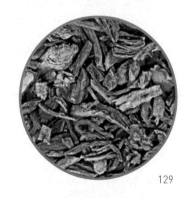

24g，麦冬25g，酒3L。

制　　法　将上述诸药碎细，装入药袋中，与白酒一同置于洁净容器中，密封，浸泡。春夏浸泡5日，秋冬浸泡7日，开封、过滤去渣取液。

功　　效　散寒止痛。

主　　治　小腹胀满，疼痛拒按，小便艰涩不利，大便不通，鼻流清涕。

用法用量　口服。每日空腹温饮10～20ml，以愈为度。

来　　源　引自《本草纲目》。

（二）橘红砂仁酒

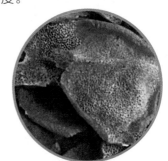

配　　方　橘红30g，砂仁20g，白酒500ml。

制　　法　将上述诸药粗碎，放入锅中炒热，候冷，与白酒一同置于洁净容器中，密封，浸泡。每日振摇1～2次，7～10日后过滤去渣留液。

功　　效　理气宽胸、和胃化痰。

主　　治　脾胃虚弱、气滞不行、胸闷腹胀、食欲不振。

用法用量　口服。每日1～2次，每次10～20ml。

来　　源　民间验方。

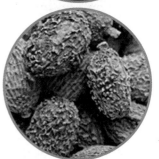

注意事项

（1）饮食宜清淡，少吃脂肪、高糖、辛辣、油煎的食品，禁白酒、咖啡等刺激性饮料，多吃纤维性食物，多饮水。

（2）注意锻炼身体，每天应该坚持1小时左右的适量运动，不仅有助于克服不良情绪，而且可以帮助消化系统维持正常的功能。

（3）保持心情的舒畅，保证良好的睡眠。

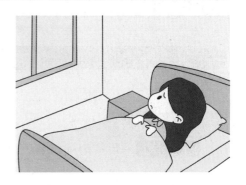

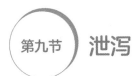

第九节 泄泻

泄泻是以大便次数增多，粪质稀薄，甚至泻出如水样为临床特征的一种脾胃肠病证。泄与泻在病情上是有一定区别的，粪出少而势缓，若漏泄之状者为泄；粪大出而势直无阻，若倾泻之状者为泻，然近代多泄、泻并称，统称为泄泻。泄泻是一种常见的脾胃肠病证，一年四季均可发生，但以夏秋两季较为多见。

致泻的病因是多方面的，主要有感受外邪，饮食所伤，情志失调，脾胃虚弱，命门火衰等等。这些病因导致脾虚湿盛，脾失健运，大小肠传化失常，升降失调，清浊不分，而成泄泻。

本病可见于西医学中的多种疾病，如急慢性肠炎、肠结核、肠易激综合征、吸收不良综合征等，当这些疾病出现泄泻的表现时，均可参考本病证论治。

临床表现

急性泄泻中医学分为以下几种类型：

1. 寒湿泄泻型

泄泻清稀，甚则如水样，脘闷食少，腹痛肠鸣，苔白腻，脉濡缓。

2. 湿热泄泻型

泄泻腹痛，粪色黄褐，气味臭秽，泻下急迫或泻而不爽，肛门灼热或身热口渴，小便短黄，苔黄腻，脉滑数或濡数。

3. 伤食泄泻型

泻下稀便，伴有不消化食物，臭如败卵，腹痛肠鸣，泻后痛减，脘腹胀满，嗳腐酸臭，不思饮食，苔垢浊或厚腻，脉滑。

慢性泄泻中医学分为以下几种类型：

1. 脾虚泄泻型

因稍进油腻食物或饮食稍多，大便次数明显增多而发生泄

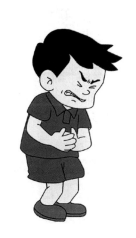

泻，伴有不消化食物，大便时泻时溏，迁延反复，饮食减少，食后脘闷不舒，神疲倦怠，面色萎黄，舌淡苔白，脉细弱。

2. 肾虚泄泻型

黎明之前脐腹作痛，肠鸣即泻，泻后即安，泻下完谷，小腹冷痛，形寒肢冷，腰膝酸软，舌淡苔白，脉细弱。

3. 肝郁泄泻型

每逢抑郁恼怒或情绪紧张时，即发生腹痛泄泻，腹中雷鸣，攻窜作痛，腹痛即泻，泻后痛减，胸胁胀闷，嗳气食少，舌淡，脉弦。

药酒疗法

（一）参术酒

配　　方	人参20g，炙甘草30g，茯苓40g，白术40g，生姜20g，大枣30g，黄酒1L。
制　　法	将上述诸药洗净切碎，装入药袋中，扎紧药袋口，置于容器中，倒进黄酒密封，置于阴凉处浸泡3～5日即可。
功　　效	益气健脾、养胃止泻。
主　　治	脾胃不足导致的腹泻。
用法用量	口服。每次15ml，每日2次，温饮空腹服用。
来　　源	引自《药酒汇编》。

（二）荔枝酒

配　　方	鲜荔枝肉（连核）0.5～1kg，陈米酒1L。
制　　法	将鲜荔枝肉放入洁净容器中，加入米酒，放入阴凉处，浸泡7日后即成。
功　　效	益气健脾。
主　　治	脾虚泄泻。
用法用量	每日早、晚各1次，每次饮服20～30ml。
注意事项	饮用量不宜多，小儿禁用。
来　　源	引自《药酒汇编》。

（三）大蒜酒

配　　方	大蒜400g，白砂糖250g，白酒1L。
制　　法	将大蒜剥去外皮，洗净，沥干，颗粒大者可以切2片，将剥去皮的大蒜装入酒瓶中，倒入白酒和白砂糖，加盖密封，放入阴凉处，放置15日即可。
功　　效	祛风散寒、解毒止泻。
主　　治	能治疗寒湿引起的腹泻，但湿热腹泻者不宜服用此药酒。
用法用量	口服。每日1次，酌量饮用。如急用，三者捣烂煮沸服用。
注意事项	阴虚火旺，贫血和有眼、口齿、喉舌疾病者忌服。
来　　源	民间验方。

（四）益智仁酒

配　　方	益智仁50g，白酒500ml。
制　　法	将益智仁捣碎，放入酒瓶内，密封，浸泡3日，滤汁备用。
功　　效	温脾止泻。
主　　治	泄泻。
用法用量	口服。每次10～20ml，每日2次。
注意事项	阴虚火旺者禁服。
来　　源	民间验方。

（五）厚朴石榴皮酒

配　　方	厚朴20g，五味子20g，石榴皮20g，乌梅6枚，鸡内金6g，黄芪20g，白酒500ml。
制　　法	将上述诸药洗净切碎成粗末，装入药袋中，置于洁净容器中，倒入白酒浸泡密封，7日后取出药袋，压榨药袋挤出药液，将药液和药酒混合即可，过滤去渣取液即可。
功　　效	健脾理气，安神敛肠。
主　　治	腹泻。
用法用量	口服。每次饮服30ml，每日2次。

来源 民间验方。

（六）荔枝党参酒

配方 鲜荔枝肉500g，党参30g，陈米酒1L。

制法 将党参切片，与荔枝肉、陈米酒一同置于洁净容器中，放于阴凉处，密封浸泡。约1周后即可服用。

功效 益气健脾，养血益肝。

主治 脾胃虚寒、中气不足所致的泄泻、食欲缺乏、女性子宫脱垂、胃脘痛、寒疝等症。

用法用量 口服。每次饮服30ml，每日3次。

来源 引自《药酒汇编》。

（七）莲子山药酒

配方 莲子、山药（炒）各50g，白酒800ml。

制法 将莲子去皮、心，山药洗净切碎，装入药袋中，置于洁净容器中，倒入白酒浸泡密封，7日后取出药袋，压榨药袋挤出药液，将药液和药酒混合即可。

功效 养心补脾，益肾涩精。

主治 脾虚泄泻、遗精、带下等。

用法用量 口服。每次饮服20ml，每日服2次。

来源 引自《健康药酒最养人》。

（八）葛根双黄甘草酒

配方 葛根20g，黄芩10g，生甘草10g，黄连5g，黄酒200ml。

制法 将上述诸药洗净捣碎后加入黄酒煮沸，离火候温即可饮用。

功效 清热解毒。

主治 急性肠炎引起的腹泻。

用法用量 口服。每次20ml，每日3次。

来源 民间验方。

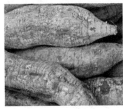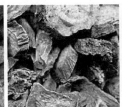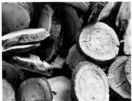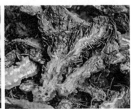

注意事项

（1）平时要养成良好的卫生习惯，不饮生水，忌食腐馊变质饮食，少食生冷瓜果。

（2）居处冷暖适宜，注意保暖，避免着凉。

（3）急性泄泻患者可暂禁食，以利于病情的恢复；对于重度泄泻者，应注意防止津液亏损，及时补充体液。一般情况下可给予流质或半流质饮食。

（4）可以用足部按摩方法给予按摩治疗，以食指关节按压肾、肾上腺、输尿管、膀胱、胃、脾、小肠反射区，以稍有酸胀感为度。

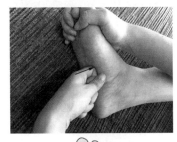

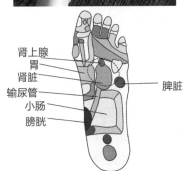

 便秘

便秘是指大便秘结不通，排便间隔时间延长，或有便意而排出困难的一种病证。西医为习惯性便秘，或是暂时性肠蠕动功能失调的便秘，以及因其他疾病而并发的便秘，均属本证范畴。导致便秘的原因是由于大肠运动缓慢，水分被吸收过多，粪便干燥坚硬，滞留肠腔，艰涩难下，不易排出体外所引起。引起便秘的原因有久坐少动，食物过于精细，缺少纤维素等原因。

临床表现

便秘可以分为实秘和虚秘两种。

实秘可分为以下两种类型：

1.燥热内结型

大便干燥不通，数日不行，面赤身热，腹部胀满或疼痛，口唇胀满或疼痛，口唇干燥生疮，口臭心烦，小便短赤，舌红苔黄燥，脉滑数。

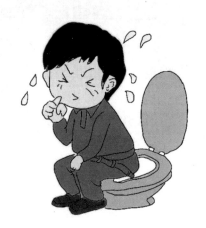

2.气机郁滞型

嗳气频作，胸胁痞满，甚则腹胀腹痛，食少纳呆，大便秘结，欲便不得，苔薄白而腻，脉弦。

虚秘中医学分为以下几种类型：

1.血虚肠燥型

大便燥结难下，头晕目眩，面色㿠白，唇甲无华，心悸，舌淡苔白，脉沉细。

2.气虚不运型

便秘或排便不畅，虽有便意，临厕努挣乏力，气短汗出，大便先结后软或并不一定干硬，面色㿠白，神疲气怯，舌淡苔白，脉虚弱。

3.阴寒凝滞型

大便艰涩难下，腹中冷痛，面色青暗，畏寒喜暖，口中和，四肢不温，小便清长，舌质淡，苔薄白，脉沉迟。

药酒疗法

（一）地黄羊脂酒

配　方	地黄汁70ml，羊脂150g，白蜜75g，生姜汁50ml，糯米酒1L。
制　法	将糯米酒倒入酒坛中，用文火煮沸，边煮边徐徐下羊脂，化后再加入地黄汁、生姜汁、搅匀，煮数十沸后离火待冷。将白蜜炼熟后倒入酒内搅匀，密封，置阴凉处，浸泡3天后开封过滤，即可取用。
功　效	补脾益气、调中开胃、滋阴生津、润燥通便。
主　治	肠燥便秘；虚劳形瘦；脾胃虚弱、食欲不振、烦热口渴；阴虚干咳

等症。

用法用量	口服。每次服20～30ml，日服2～3次。
注意事项	腹痛便溏以及阳虚怕冷者忌服。
来　　源	引自《药酒汇编》。

（二）核桃仁酒

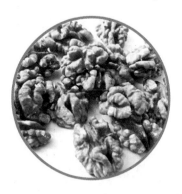

配　　方	核桃仁600g，米酒1L。
制　　法	将桃仁捣烂，用米酒浸泡10日即成。
功　　效	润肠通便
主　　治	产后血虚、便秘等。
用法用量	口服。每次30ml，每日2次。
来　　源	引自《陕甘宁青中草药选》。

（三）秘传三煮酒

配　　方	枸杞子、生地黄各500g，火麻子仁300g，白酒3.5L。
制　　法	将枸杞子、生地黄、火麻子仁捣碎或切成薄片，入布袋，置于洁净容器中，加入白酒，密封，浸泡7天后过滤去渣即可饮用。
功　　效	滋阴润燥。
主　　治	阴虚血少、头晕口干、大便偏干燥等症。
用法用量	口服。每次服30～50ml，日服3次，中病即止。
来　　源	引自《松崖医经》。

（四）复方大黄酊

配　　方	大黄、草豆蔻、陈皮、白酒均适量。
制　　法	取大黄、草豆蔻、陈皮用白酒作溶剂浸渍24小时后进行渗漉，收集漉液，静置，待澄清，滤过，即得。
功　　效	健胃消食。
主　　治	胃脘疼痛、消化不良、食欲不振、便秘等。
用法用量	口服。每次2～5ml，每日3次。
来　　源	引自《中药部颁》。

（五）麻仁酒

配　方	火麻仁100g，黄酒1.5L。
制　法	将火麻仁捣碎装入药袋中，扎紧药袋口，放入洁净容器中，加入黄酒浸泡，密封。将容器放入锅内隔水煮沸4～6个小时，使容器口露出水面，取出继续浸泡10日即成。
功　效	润肠，止渴，通淋。
主　治	肠燥便秘，产后血虚便秘，消遏，热淋等。
用法用量	口服。每次10～15ml，每日3次。
注意事项	脾虚便溏者不宜服用。
来　源	引自《本草纲目》。

（六）双耳冰糖酒

配　方	银耳、黑木耳各20g，冰糖40g，糯米甜酒1.5L。
制　法	将银耳和黑木耳用温水泡发，沥干切丝。糯米甜酒用文火煮沸，放入双耳丝，煮约30分钟，候冷，密封浸泡1日，去渣留液，放入冰糖混匀。
功　效	滋阴生津、益气补脑。
主　治	体虚气弱、大便燥涩、虚热口渴、侧欲不振、腰酸。
用法用量	口服。每日2次，每次15～20ml。
来　源	引自《药酒汇编》。

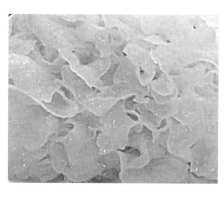
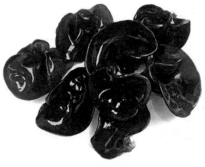

（七）嫩竹酒（一）

配　　方	嫩竹120g，白酒1L。
制　　法	将半嫩竹切成片状或碎屑状，与白酒一同置于洁净容器中，密封浸泡12天即成。其间搅拌2次即成。或锯取保留2个竹隔的小嫩竹节，在一端竹节上开1个小孔，加入白酒，用塞子塞紧小孔，防止酒液外渗，在室温下静置15天即成。
功　　效	清热利窍。
主　　治	便秘、原发性高血压、痔疮等。
用法用量	口服。早晚各1次，每次饮服20ml。
来　　源	民间验方。

注意事项

（1）每日至少喝8杯水，尤其是在食用高纤维食品时，更应当注意保证饮水。足量饮水可以使肠道得到充足的水分可利于肠内容物通过。

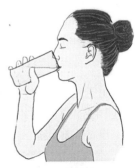

（2）多吃新鲜蔬菜，增加饮食中纤维的摄取量，主食不要太精细，要注意多吃些粗粮和杂粮。每天早上起来空腹喝温水冲的蜂蜜水，蜂蜜对肠道有润滑作用。

（3）居室整洁，温湿度适宜，提供舒适隐蔽的排便环境。养成每天定时排便的习惯，以逐步恢复或重新建立排便反射。

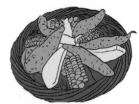

（4）鼓励患者适量运动，指导进行腹部按摩和提肛训练，避免久坐少动。

（5）可以用足部按摩方法给予按摩治疗，沿着大肠排泄物的方向从横结肠起，横向推按横结肠向下划至降结肠再下划至乙状结肠至肛门，按摩5～15分钟。

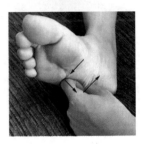

（6）散步、跑步、深呼吸、练养生功、打太极拳、转腰抬腿，以及体力劳动等，可以使胃肠活动加强，食欲增加，膈肌、腹肌、肛门肌得到锻炼，提高排便动力，预防便秘。

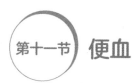

第十一节 便血

便血是指血从肛门排出体外，无论在大便前还是在大便后，或单纯下血，或与粪便混杂而下的出血病证，均称为便血。便血多因外感湿热、饮食所伤、情志失调、劳倦内伤等导致胃肠积热，或饮酒嗜辛，湿热蕴结，下注大肠，损伤阴络，或脾虚不能统摄，血液下溢，或瘀阻脉络，血不循经，而导致便血。

临床表现

1. 胃中积热

便血色紫黯或紫黑，口渴喜冷饮，口舌生疮，口苦口臭，胃脘胀闷灼痛，头昏目眩，舌红苔黄而干，脉弦数或滑数。

2. 肝胃郁热

便血色紫黯或黑色，甚或血色黯红，口苦目赤，胸胁胀痛，心烦易怒，失眠多梦，舌红苔黄，脉弦数。

3. 瘀血阻络

便血紫黯，脘腹胀痛，面色黯滞或黧黑，或有胁下癥块，或可见赤丝蛛缕，朱砂掌，常伴有腹部膨隆如鼓，青筋暴露，舌质紫黯，或见瘀点瘀斑，脉弦细而涩。

4. 热毒内结

便血鲜红，腹痛，肛门灼热，口干舌燥，大便秘结或不爽，舌红苔黄，脉滑数。

5. 湿热蕴结

大便下血，色泽不鲜，或紫黑如赤豆汁，或下血鲜红，肛门灼热疼痛，大便不畅或里急后重，腹痛缠绵，胸膈胀闷，肢体困重，纳呆，口中黏腻，小便短赤，舌红苔

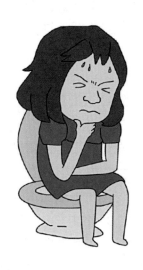

黄腻，脉濡数。

6. 脾气虚弱

便血色紫黯或紫黑光亮，脘腹不舒，面色无华或㿠白，眩晕，神疲乏力，食少纳呆，食后腹胀，便溏；舌淡胖嫩或舌有齿痕，苔白，脉细弱。

7. 脾胃虚寒

便血色紫黯或如柏油样，脘腹隐隐作痛，喜温喜按，神疲体倦，怯寒肢冷，纳呆，口淡不渴，便溏；舌质淡，苔白润，脉沉细弱。

药酒疗法

（一）刺五加酒

配　　方	刺五加65g，白酒500ml。
制　　法	将刺五加切碎或切成薄片，置于洁净容器中，加入白酒500ml，密封，浸泡10日后，过滤去渣即成。
功　　效	凉血活血、通络止痛。
主　　治	肠风痔血、跌打损伤、风湿骨痛。
用法用量	口服。每次空腹服20ml，日服2～3次。
来　　源	引自《本草纲目》。

（二）仙人二草酒

配　　方	仙人掌草110g，生甘草50g，黄酒1.5L。
制　　法	将仙人掌草和生甘草切碎或切成薄片，置于洁净容器中，加入黄酒1.5L，密封，浸泡5天后，过滤去渣备用。
功　　效	清热凉血。
主　　治	肠风下血。
用法用量	口服。每次空腹服20～30ml，日服2次。
来　　源	引自《民间百病良方》。

（三）荸荠酒

配　　方	荸荠（鲜品）2kg，黄酒适量。
制　　法	将荸荠清洗干净，捣烂如泥，绞取汁液，取等量黄酒与荸荠汁混匀，在砂锅中煮沸3~5分钟，放冷后装瓶备用。
功　　效	清热养阴，活血消积。
主　　治	大便下血，热性病后口干口渴等症。
用法用量	口服。每次60ml，每日3次，饭前空腹温服。
来　　源	引自《民间百病良方》。

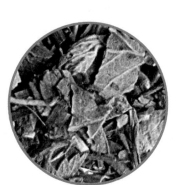

（四）仙鹤酒

配　　方	仙鹤草60g，白酒500ml。
制　　法	将仙鹤草去除杂质淘洗干净，滤干，切碎，放入洁净容器中，加入白酒，浸泡，密封，每日摇晃3~5次，7日后即成。
功　　效	收敛止血。
主　　治	肠风下血。
用法用量	口服。每次15ml，每日2次，早晚各1次。
来　　源	引自《家用药酒大全》。

（五）地榆酒

配　　方	生地榆50g，白茅根50g，赤芍30g，甘草15g，白糖250g，黄酒500ml。
制　　法	将上述诸药捣碎或切成薄片，置于洁净玻璃瓶中，注入黄酒，盖紧瓶口，放入盛水锅中，隔水煮1小时，加入白糖，浸泡3天后，过滤去渣即成。
功　　效	凉血止血。

主　治	肠风、便血、尿血等症。
用法用量	口服。每次空腹服20～30ml，日服2次。
注意事项	忌食辛辣之物。
来　源	引自《中国药酒配方大全》。

注意事项

（1）养成定时大便的习惯，大便以稀糊状为佳。

（2）减少增加腹压的姿态，例如下蹲、屏气。
忌久坐、久立、久行和劳累过度。

（3）忌食辛热、油腻、粗糙、多渣的食品，忌
烟酒、咖啡。

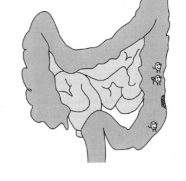

（4）便血严重的患者，在意识上要多吃软烂的
食物；不能吃辛辣刺激性的食物，不然会引起肠内
干燥，上火，容易出现便血的现象；日常生活要多
以清淡的食物为主，多吃新鲜水果蔬菜，有利于肠道的蠕动，促进肠道排出。

（5）保持心情开朗，勿郁怒动火。心境不宽，烦躁忧郁会使肠黏膜收缩，血行不畅。

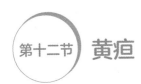

第十二节　黄疸

黄疸是由于感受湿热疫毒等外邪，导致湿浊阻滞，脾胃肝胆功能失调，胆液不循常道，随血泛溢引起的以目黄、身黄、尿黄为主要临床表现的一种病证，男女老少皆可罹患，但以青壮年居多。黄疸的病因主要有外感时邪，饮食所伤，脾胃虚弱及肝胆结石、积块瘀阻等，其发病通常是内外因相因为患。此外，肝胆结石、积块瘀阻胆道，胆液不循常道，随血泛溢，也可引起黄疸。

黄疸的病理属性与脾胃阳气盛衰有关，中阳偏盛，湿从热化，则致湿热为患，发为阳黄；中阳不足，湿从寒化，则致寒湿为患，发为阴黄。至于急黄则为湿热夹时邪疫毒所致，也与脾胃阳气盛衰相关。

临床表现

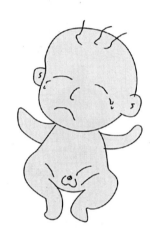

黄疸的证候特征是目黄、身黄、小便黄，其中以目黄为主要特征。患病初起时，目黄、身黄不一定出现，而以恶寒发热，食欲不振，恶心呕吐，腹胀肠鸣，肢体困重等类似感冒的症状为主，三五日后，会逐渐出现目黄，随之出现尿黄与身黄。亦有先出现胁肋剧痛，然后发黄者。病程或长或短，发黄程度或浅或深，其色或鲜明或晦暗，急黄者，其色甚则如金。急黄患者还会出现壮热神昏，衄血吐血等症。常常有饮食不节，与肝炎患者接触，或服用损害肝脏的药物等病史。

1. 阳黄

（1）湿热兼表

黄疸初起，目白睛微黄或不明显，小便黄，脘腹满闷，不思饮食，常伴有恶寒发热，头身重痛，乏力，舌苔黄腻，脉浮弦或弦数。

（2）热重于湿

初起目白睛发黄，迅速至全身发黄，色泽鲜明，右胁疼痛而拒按，壮热口渴，口干口苦，恶心呕吐，脘腹胀满，小便赤黄、短少，大便秘结，舌红，苔黄腻或黄糙，脉弦滑或滑数。

（3）湿重于热

身目发黄如橘，无发热或身热不扬，脘闷腹胀，右胁疼痛，头重身困，嗜卧乏力，纳呆便溏，厌食油腻，恶心呕吐，口黏不渴，小便不利，舌苔厚腻微黄，脉濡缓或弦滑。

（4）胆腑郁热

身目发黄鲜明，右胁剧痛且放射至肩背，壮热或寒热往来，常伴有口苦咽干，恶心呕吐，便秘，尿黄，舌红苔黄而干，脉弦滑数。

（5）疫毒发黄

发病急骤，黄疸迅速加深，身目呈深黄色，胁痛，脘腹胀满，疼痛拒按，尿少便结，壮热烦渴，呕吐频作，烦躁不安，或神昏谵语，或衄血尿血，皮下紫斑，或有腹水，继之嗜睡昏迷，舌质红绛，苔黄褐干燥，脉弦大或洪大。

2．阴黄

（1）寒湿阻遏

身目俱黄，黄色晦暗不泽或如烟熏，右胁疼痛，痞满食少，神疲畏寒。腹胀便溏，口淡不渴，舌淡苔白腻，脉濡缓或沉迟。

（2）脾虚湿郁

身目俱黄，黄色较淡而不鲜明，胁肋隐痛，食欲不振，肢体倦怠乏力，心悸气短，食少腹胀，大便溏薄，舌淡苔薄白，脉濡细。

（3）脾虚血亏

面目及肌肤发黄，黄色较淡，面色不华，睑白唇淡，心悸气短，倦怠乏力，头晕目眩，舌淡苔白，脉细弱。

药酒疗法

（一）丝瓜酒

配　　方	丝瓜根50g，黄酒500ml。
制　　法	将丝瓜根洗净、晾干、捣烂、置砂锅中，加入黄酒，煎煮减半，去渣，候温备用。或捣烂取汁，冲入黄酒中候温即成。
功　　效	清热利湿。
主　　治	黄疸，眼睛、周身黄如染色。
用法用量	口服。每次服20ml，日服3次。
来　　源	引自《验方新编》。

（二）灯草根酒

配　　方	灯草根120g，黄酒300ml。

制　　法	将灯草根切碎或切成薄片，与黄酒入瓶中，隔水煮1~2小时，静置1日，去渣取酒待用。
功　　效	清热利湿。
主　　治	湿热黄疸。
用法用量	口服。每次空腹温服5~30ml，日服3次。
来　　源	引自《本草纲目》。

（三）青蒿酒

配　　方	青蒿2.5kg，糯米2.5kg，酒曲适量。
制　　法	将青蒿洗净切碎，用水煎取浓汁，糯米作饭，与酒曲一同按常法酿酒。酒熟即成。
功　　效	清热凉血，解暑，退虚热。
主　　治	骨蒸潮热、无汗、夜热早凉、鼻衄、夏日感冒、黄疸、胸痞呕恶、小便不利等症。
用法用量	口服。不拘量服，勿醉，日服2次。
来　　源	引自《药酒汇编》。

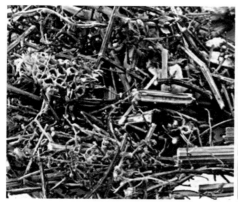
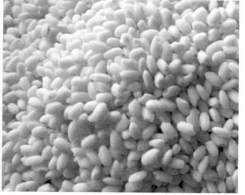

（四）白酒黑矾红糖汤

配　　方	黑矾90g，红糖90g，白酒（或黄酒）600ml。

制　　法	将黑矾和红糖加入酒，搅匀，即成。
功　　效	温化痰湿。
主　　治	虚黄。
用法用量	口服。每晚饭后温服20ml。
来　　源	引自《浙江中医药杂志》。

（五）猪胆酒

配　　方	猪胆1个，白酒50ml。
制　　法	将猪胆汁冲入白酒内，拌匀即成。
功　　效	清热利胆退黄。
主　　治	黄疸。
用法用量	口服。每日1剂，分3次空腹温服之。
来　　源	引自《本草纲目》。

（六）茵陈栀子酒

配　　方	茵陈30g，栀子15g，黄酒500ml。
制　　法	黄酒煎服。
功　　效	清热利湿。
主　　治	湿热黄疸（热重于湿）。
用法用量	口服。每次1剂，日服3次。
注意事项	忌食油腻、湿面、豆腐及生冷之物。
来　　源	引自《药酒汇编》。

（七）茱萸麻橘酒

配　　方	吴茱萸根（剉，东引大者）8g，大麻子（拣净）10g，陈橘皮（汤浸去白炒）24g，白酒500ml。
制　　法	将上述诸药捣碎或切成薄片，橘皮、麻子大如泥，然后拌入茱萸根，用酒浸一宿，慢火上微煎，绞去滓。
功　　效	健脾调中。

主　治	治脾劳热，有白虫，在脾中为病，令人好呕。
用法用量	口服。每晚空腹温服50ml，5次服尽。
来　源	引自《太平圣惠方》。

（八）麻黄酒

配　方	麻黄20g，黄酒300ml。
制　法	将麻黄用黄酒煎至150ml，去渣即成。
功　效	发汗，利水，退黄。
主　治	伤寒热出表发黄疸及小便不利，浮肿。
用法用量	口服。徐徐温服，温覆汗出，即愈。
来　源	引自《普济方》。

（九）秦艽酒

配　方	秦艽50g，黄酒300ml。
制　法	将秦艽捣碎，加入黄酒，密封，浸泡7日后，滤去渣即成。
功　效	祛风湿，退黄疸。
主　治	凡黄疸有数种，伤酒发黄，误食鼠屎作黄；因劳有黄，多痰涕，目有赤缕，面憔悴，或面赤恶心者。
用法用量	口服。每次空腹服30～50ml，每日服3次。
来　源	引自《本草纲目》。

注意事项

（1）患病后食欲减退，恶心呕吐，腹胀等症明显，阳黄患者适合软食或半流饮食，禁食酒、辛热及油腻之品。阴黄患者也应进食富于营养而易消化的饮食，禁食生冷、油腻、辛辣之晶，不吃油炸、坚硬的食物，避免损伤血络。黄疸恢复期，更忌暴饮暴食，以防重伤脾胃，使病情加重。

（2）起居有常。在急性期或慢性活动期，应适当卧床休息，有利整体功能的恢复；

急性期后，根据患者体力情况，适当参加体育锻炼，如练太极拳、气功之类。

（3）急黄患者应绝对卧床休息，吃流质饮食，如恶心呕吐频发，可暂时禁食，予以补液；禁辛热、油腻、坚硬的食物；密切观察病情变化，黄疸加深或皮肤出现紫斑为病情恶化之兆；如果出现烦躁不安，神志恍惚，脉象变为微弱欲绝或散乱无根，为欲脱之征象，应当及时抢救。

第四章
心血管内科常见疾病药酒疗法

- 低血压
- 高血压
- 高脂血症
- 心绞痛
- 动脉硬化

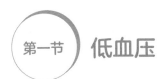

第一节 低血压

低血压是指成年人的收缩压低于90毫米汞柱，舒张压低于60毫米汞柱者。多发于青年女性，身体瘦弱者，特别在月经来潮期，血压多在80/50毫米汞柱上下。典型症状有头晕、耳鸣、目眩、疲倦、四肢酸软无力、食欲不振、手足冰凉等症状，严重者还会出现突然站起时眼前发黑、头晕欲倒等严重症状。

低血压分急性和慢性两种，急性者多伴随昏厥、休克同时发生；慢性者多因体质消瘦、体位突然变化、内分泌功能紊乱、慢性消耗性疾病及营养不良、心血管疾病或居住高原地区等因素引起。急性患者不适于进行头部按摩治疗。

中医认为慢性患者多为虚证，可由脾胃失健、肝肾不足、气血两虚等原因造成，均有血压低并伴有全身症状。低血压的治疗要针对发病原因采取治本之法，此处仅就低血压提供一些头部按摩方法以调节、升压，作为低血压治疗的辅助方法。对发病原因的治疗，应去医院求治。

临床表现

低血压的典型症状有头晕、头痛、失眠、耳鸣、心悸、消瘦、面色苍白、两眼发黑、站立不稳、全身乏力、食欲不振、手足冰凉等。

1．气虚阳虚型

气虚可见面色㿠白，神疲乏力，头晕目眩，少气懒言，甚则晕厥。阳虚除气虚症状外，兼有畏寒肢冷、自汗，脉沉缓或迟而无力，舌质胖淡舌苔白。

2．气阴两虚型

除上述气虚症状以外，尚有阴虚表现，如口干、五心烦热、尿少、便秘、乏力，舌红苔少脉弦细等症状。

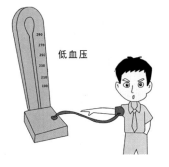

低血压

药酒疗法

（一）复方党参黄芪酒

配　方　黄芪60g，阿胶30g，党参、枸杞子、五味子各20g，地黄20g，升麻5g，防风10g，黄酒1L。

制　法　将上述诸药洗净切碎，用水煎成浓汁，加入黄酒煮沸，去渣澄清即成。

功　效　强心补气。

主　治　低血压劳累，登高时头晕、心慌气短等症。

用法用量　温热饮用，每次饮服100ml，每日3次。

来　源　引自《药酒汇编》。

（二）人参首乌酒

配　方　人参30g，制首乌60g，白酒500ml。

制　法　将上述诸药切碎，研为粗末，装入药袋中，扎口，置于洁净容器中，加入白酒浸泡。14日后过滤去渣取液，装瓶备用。

功　效　补气养血，益肾填精。

主　治　眩晕耳鸣，健忘心悸，神疲倦怠，失眠多梦，低血压，神经衰弱，脑动脉硬化等病而见有上述症状者均可用之。

用法用量　口服。每次服10ml，日服3次。

注意事项　方中人参，一般偏阳虚者用红参，偏阴虚者用生晒参，则效果更好。

来　源　引自《临床验方集》。

（三）红景天益气酒

配　方　红景天25g，白酒1L。

制　法　将红景天洗净晒干，切碎后置于洁净容器中，加入白酒浸泡密封，3日后即可饮用。

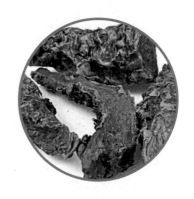

功　效　益气活血。

主　治　老年性低血压。

| 用法用量 | 口服。每次温热饮服20ml，每日2次。 |

| 注意事项 | 极少数人饮用红景天酒可能导致过敏、心悸、肠胃不适、头痛和恶心、建议初次尝试者适量酌减。 |

| 来　　源 | 民间验方。 |

（四）高丽参甘草酒

| 配　　方 | 高丽参10g，炙甘草5g，黄酒1L。 |

| 制　　法 | 将高丽参、炙甘草洗净，切碎，与黄酒一同置于砂锅，用文火煎煮1个小时，候温，过滤去渣取液饮用。 |

| 功　　效 | 大补元气。 |

| 主　　治 | 体位性低血压。 |

| 用法用量 | 口服。每次饮用50ml，每日2次。 |

| 注意事项 | 咳嗽、疼痛、感冒、发热、正在失血者忌用。 |

| 来　　源 | 民间验方。 |

（五）肉桂升压酒

| 配　　方 | 肉桂、桂枝、甘草各30g，五味子25g，黄酒500ml。 |

| 制　　法 | 将上述诸药洗净切碎，加入清水，文火煎成浓汁，加入黄酒煮沸离火，置于瓷坛中密封，浸泡1日后过滤去渣即成。 |

| 功　　效 | 升压。 |

| 主　　治 | 低血压。 |

| 用法用量 | 口服。每次饮服100ml，病发时饮用。 |

| 来　　源 | 引自《费氏食养三种》。 |

（六）桂花灵芝酒

| 配　　方 | 桂花45g，灵芝25g，米酒1L。 |

| 制　　法 | 将上述诸药加工捣碎，浸于米酒中，入坛内加盖密封，置于阴凉处，每日摇晃1次，7日后去渣留酒液备用。 |

| 功　　效 | 益肝肾，补心脾，调节机体免疫功能。 |

| 主　　治 | 低血压，体虚无力。 |

| 用法用量 | 口服。每次30ml，每日2次。 |

引自《鸡鸣录》。

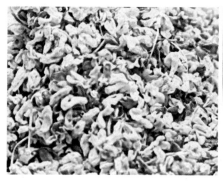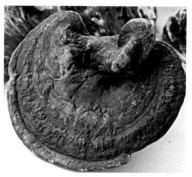

注意事项

（1）患者生活要有规律，加强营养，戒烟、戒酒。

（2）适当加强锻炼，提高身体素质，保持良好的精神状态，改善神经、血管的调节功能，加速血液循环。

（3）每餐不宜吃得过饱，因为太饱会使回流心脏的血液相对减少，宜少食多餐。

（4）早上起床时，应缓慢地改变体位，防止血压突然下降。晚上睡觉将头部垫高，可减轻低血压症状。

 高血压

高血压病是一种常见的慢性疾病，又称"原发性高血压"，以动脉血压持续性增高为主要临床表现。一般认为，在安静休息时血压如经常超过140/90毫米汞柱（18.7/12千帕）就是高血压，判定高血压以舒张压升高为主要依据。高血压也可作为某种疾病的一个临床症状，如泌尿系统疾病、心血管疾病、内分泌疾病、颅内疾病等发生的高血压称为"症状性高血压"，也称为"继发性高血压"，须注意与高血压病区别。临床上有80%～90%的高血压是由高血压病引起的，它的主要临床症状除血压持续升高外，还有头痛、头晕、头胀、耳鸣、眼花、心慌、失眠等。本病晚期会影响心、脑、肾等器官，引起冠状动脉病变、高血压性心脏病、脑动脉硬化、中风和肾功能减退等疾病。高血压病并不可怕，可怕的是由此引起的并发症。近年来脑血管疾病和心血管病的发病率不断上升，其原因多为高血压病未能得到及时治疗所致。本病发病率较高，与年龄、职业、环境、肥胖、高盐饮食、嗜酒吸烟、精神因素、家族史有一定关系。中医认为高血压病发病的机理主要是由于情志失调、饮食失节和内伤虚损导致肝肾功能失调所引起。

临床表现

高血压早期可无明显症状，随着病情的发展，可出现头晕、眼花、耳鸣、烦闷、失眠、记忆力减退、注意力不集中，疲乏无力、四肢麻木、颈项强痛等，晚期常可并发心脑血管及肾疾患。

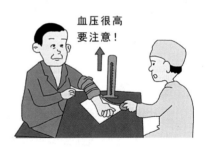

1. 肝阳偏盛型

表现为头痛躁、失眠、性情急、口干苦、面红目赤等。

2. 肝肾阴虚型

表现为头部空虚感、眩晕、头痛、耳鸣、面部潮红、手足心热、腰膝无力、易怒、失眠、心悸、乏力、健忘等。

3. 阴阳两虚型

有严重的眩晕，走路觉轻浮无力，面部或双下肢水肿，心悸气促，畏寒肢冷，夜尿多，记忆力减退，腰膝酸软，胸闷，呕吐或突然晕倒等症状出现。

药酒疗法

（一）蜂蜜香菇酒

配　　方　蜂蜜200g，干香菇40g，柠檬2个，白酒1.5L。

制　　法　将香菇和柠檬洗净，连皮切成薄片，放入白酒中，加入蜂蜜，搅拌均匀，每日摇晃1～2次，密封30日，开封后取澄清酒液即成。

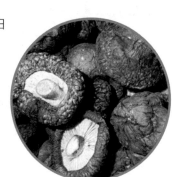

功　　效　降压降脂。

主　　治　高血压和高血脂。

用法用量　口服。每次服20ml，每日2次。

注意事项　妇女产后不宜饮用。

来　　源　民间验方。

（二）菊花生地酒

配　　方　菊花35g，生地黄、当归各30g，枸杞子25g，糯米甜酒1L。

制　　法　将上述诸药研碎，置于洁净容器中，加入清水500ml，用文火煮30分钟，去渣留液，再添加糯米甜酒，煮30分钟。

功　　效　养肝明目，滋阴清热。

主　　治　肾虚肝旺，头痛，眩晕，耳鸣，腰膝酸软，手足震颤，目赤红肿，视物模糊，口燥咽干，怠惰嗜卧，多梦；肝热型高血压，糖尿病。

用法用量　空腹口服。每日1次，每次10～30ml。

来　　源　引自《饮食辩录》。

（三）杜仲酒

配　　方　杜仲30g，白酒500ml。

制　　法　将杜仲切碎，置于洁净容器中，加入白酒，每日振摇1～2次，密封浸泡7日。去渣留液。

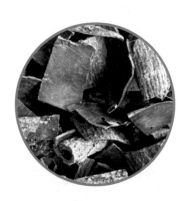

功 效	补益肝肾，强壮腰膝。
主 治	高血压，肝肾阴虚，腰膝酸痛，头晕目眩。
用法用量	口服。每日2~3次，每次10~20ml。
注意事项	外感发热、牙龈肿痛、目赤尿黄者忌服。
来 源	民间验方。

（四）菊花茯苓酒

配 方	菊花、茯苓各500g，白酒3L。
制 法	将菊花、茯苓捣碎，置于洁净容器中，加入白酒，每日振摇1~2次，密封浸泡7日，去渣留液。
功 效	散风清热，平肝明目，调利血脉，延年不老。
主 治	头痛眩晕，眼目昏花，目赤肿痛。
用法用量	口服。每日3次，每次15~30ml。
来 源	引自《太平圣惠方》。

（五）桑葚酒

配 方	桑葚100g，糯米甜酒曲100g，糯米1kg。
制 法	将桑葚捣烂取汁，用文火煮沸，候冷，酒曲研末。糯米加水蒸熟，候温，加入药汁、曲末拌匀，密封，用常规法酿酒，酒熟后去糟留液。
功 效	补益肝肾，生津止渴，润肠通便。
主 治	肝肾亏虚，精血不足，眩晕耳鸣，腰膝酸软，目暗眼花，心悸失眠，口干咽燥，高血压，神经衰弱，糖尿病，习惯性便秘，须发早白，下肢浮肿，小便不利。
用法用量	口服。每日3次，每次15~20ml。
注意事项	脾胃虚寒泄泻者忌服。
来 源	引自《中国医学大辞典》。

（六）地龙酒

配 方	地龙200g，白酒500ml。
制 法	将地龙粗碎，置于洁净容器中，加入白酒，每日振摇1~2次，密封

浸泡7日。去渣留液。

功　　效　清热平肝，通络降压。

主　　治　原发性高血压。

用法用量　口服。每日3次，每次10～15ml。

来　　源　引自《中国民间百病良方》。

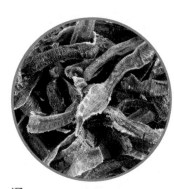

（七）杜仲通草酒

配　　方　杜仲、桑寄生、黄芩、金银花各100g，通草、当归各50g，红花10g，米酒10L，高粱酒适量。

制　　法　将上述诸药粗碎，置于洁净容器中，加入米酒和高粱酒，每日振摇1～2次，密封浸泡7～14日，去渣留液。

功　　效　补益肝肾，通络降压。

主　　治　高血压，肝肾亏虚，腰膝酸痛，头晕目眩。

用法用量　口服。每日2次，每次15～20ml。

来　　源　引自《常用药物制剂》。

（八）补益龙眼酒

配　　方　枸杞子、龙眼肉各60g，白酒500ml。

制　　法　将枸杞子、龙眼肉捣碎，置于洁净容器中，加入白酒，每日振摇1～2次，密封浸泡7日。去渣留液。

功　　效　补益肝肾，滋养心脾。

主　　治　肝肾亏虚，精血不足，心脾两虚，腰酸肢倦，头晕目眩，目昏多泪，失眠健忘，食欲不振，神志不安。

用法用量　空腹温饮。每日2次，每次10～15ml。

来　　源　引自《中国医学大辞典》。

（九）嫩竹酒（二）

配　　方　嫩竹120g，白酒1L。

制　　法　将嫩竹粗碎，置于洁净容器中，加入白酒，每日振摇1～2次，密封浸泡12日，去渣留液。

功　　效　清热利窍。

主　　治	原发性高血压，便秘，痔疮。
用法用量	口服。每日2次，每次15～20ml。
来　　源	引自《中国民间百病良方》。

注意事项

（1）高血压可能与家族遗传有关，因此，家族中如有多人患高血压，其他人应注意尽早进行血压监测。

（2）注意控制饮食，避免高盐、低钾、低钙、低动物蛋白质饮食，控制体重，不吸烟，不饮酒。平时注意服用一定量富含粗纤维的食物，保持大便通畅。

（3）足部反射区疗法对高血压的防治效果理想，应当坚持进行调理：用一只手扶住足部，用另一只手单指叩拳按揉肾上腺、肾、膀胱、肝、颈项、心、大脑反射区，各50～100次；单指叩拳由下向上推压输尿管反射区，肺反射区由内向外推压，各50～100次，力度宜适中。高血压患者应在进行足部反射区疗法的同时，在医生的建议下，坚持服用药物，不可随意停用或更改剂量。

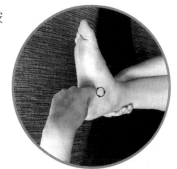

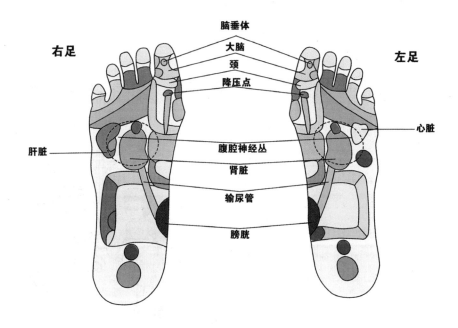

（4）高血压患者用力解大便，容易发生脑出血、心绞痛。因此，应多吃富含纤维素的蔬菜，以保持大便通畅。适合低盐（每日5g）、低动物脂肪饮食。

（5）洗澡建议用温水，以防止血压骤然变化。

（6）提倡生活规律、睡眠充足、不急不躁、喜乐有度。

第三节　高脂血症

血脂主要是指血清中的胆固醇和甘油三酯。胆固醇含量增高或三酰甘油的含量增高，或是两者都增高，统称为高脂血症。调查显示，高血脂已成为中老年人的常见病，而由此引发的各种心脑血管病已成为威胁中老年人生命的祸首。临床上多以头晕、胸闷、心悸、神疲乏力、失眠健忘、肢体麻木等为主要表现，部分高血脂患者在眼皮处会出现黄色小脂肪瘤。

在中医学中无此病名，但其症状见于"眩晕、中风、脑痹"等病症中，属"痰浊""痰痹"范畴。极少数患者可出现角膜弓，黄色瘤和脂血症眼底改变。

临床表现

高脂血症的临床表现主要是脂质在真皮内沉积所引起的黄色瘤和脂质在血管内皮沉积所引起的动脉硬化。

1. 痰湿内阻型

多见于肥胖之人，患者经常头晕胀痛，胸脘痞闷，甚则呕恶痰涎，身沉肢重，乏力倦怠。舌淡，边有齿痕，苔白滑腻，脉来濡滑。

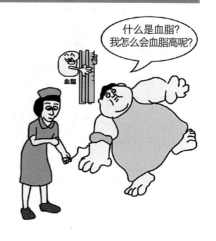

2．肝胆郁滞型

患者平素性情抑郁，情绪不宁，伴胸闷，或胁肋胀痛，脘痞嗳气，泛酸苦水，妇女可见月经不调，经前乳胀、腹痛。舌淡，苔薄白，脉弦等症。

3．肝肾阴虚型

常眩晕，耳鸣，头痛，肢麻，腰膝酸软，口咽干燥，五心烦热，健忘难寐。舌红少苔，脉来细数。

4．脾肾阳虚型

患者多形体肥胖，形神衰退，头昏头晕，耳鸣，腰膝酸软，形寒怕冷，腹胀纳呆，肠鸣便溏，阳痿滑精。舌体淡胖，边有齿印，苔中根白腻，脉象沉细而迟。

药酒疗法

（一）消脂酒

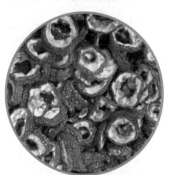

配　方　山楂片30g，泽泻30g，丹参30g，香菇30g，蜂蜜150g，白酒500ml。

制　法　将上述诸药切成薄片，置于洁净容器中，加入白酒，密封，浸泡14天后，过滤去渣，加蜂蜜溶解即成。

功　效　健脾益胃，活血消脂。

主　治　高脂血症。

用法用量　口服。每次服20～30ml，日服2次。

来　源　引自《中国药酒配方大全》。

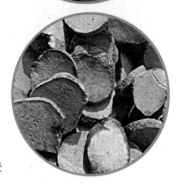

（二）三七虎杖酒

配　方　山楂240g，泽泻180g，三七30g，决明子、虎杖各150g，白酒2L。

制　法　将上述诸药加工成粗末，加入白酒2L，浸泡10日后，过滤去渣，备用。

功　效　散瘀利湿，降脂。

主　治　高胆固醇血症。

用法用量	口服。每次口服10～15ml，每日2～3次。
注意事项	注意控制饮食的胆固醇摄入量。
来　源	引自《中医疑难病方药手册》。

（三）麦冬山楂酒

| 配　方 | 麦冬15g，山楂25g，低度白酒500ml。 |
| 制　法 | 将上述诸药洗净切成薄片，置于容器中，加入白酒，密封5～7日，每日摇晃1～2次，开封后陂澄清酒液服用。 |

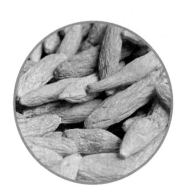

功　效	清热降脂，活血化瘀。
主　治	高脂血症。
用法用量	口服。每日服10～15ml，每日1次。
来　源	民间验方。

（四）首乌酒

配　方	制首乌15g，金樱子15g，黄精15g，黑豆（炒）30g，白酒1L。
制　法	将上述诸药研成粗末，用药袋装好，扎紧药袋口，加入白酒浸泡。14日后取出药袋，压榨取液，并将榨得的药液与白酒混合，静置，滤过，即得。
功　效	养血补肾，乌须发。
主　治	心血不足，肾虚遗精，须发早白，血脂、血糖过高者。
用法用量	口服。每日早、晚各服1次，每次服20ml。
来　源	引自《中国药物大全》。

（五）香菇柠檬酒

配　方	香菇25g，柠檬1枚，蜂蜜80g，白酒500ml。
制　法	将香菇和柠檬洗净，晾干，切片，置于洁净容器中，加入白酒密封，浸泡7天后去柠檬，继续浸泡7天，加入蜂蜜混匀，即可。
功　效	健脾益胃。
主　治	高脂血症、高血压病。

| 用法用量 | 口服。每次服20ml，日服2次。 |
| 来　　源 | 引自《药酒汇编》。 |

（六）蜂蜜绿茶酒

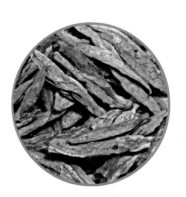

配　　方	绿茶225g，蜂蜜375g，米酒1.5L。
制　　法	蜂蜜与绿茶浸泡于米酒内，密封15～17日，每日摇晃1～2次，开封后陂澄清酒液服用。
功　　效	降脂降压，强心利尿。
主　　治	高脂血症。
用法用量	口服。每次服15～20ml，每日3次。
来　　源	民间验方。

（七）玉竹长寿酒

配　　方	当归20g，何首乌（制）20g，党参20g，玉竹30g，白芍30g，白酒1L。
制　　法	将上述诸药共研为粗粉，用药袋装好，扎紧药袋口，加入白酒浸泡。7日后取出药袋，压榨取液，并将药液与药酒混合，静置后过滤，即得。
功　　效	益气血，健脾胃，延年益寿。
主　　治	气阴不足，身倦乏力，食欲缺乏，血脂过高者。
用法用量	口服。每次服10～20ml，日服2次。
来　　源	引自《中国药物大全》。

注意事项

（1）注意合理膳食，控制热量摄入，避免肥胖，保持理想体重。

（2）忌吃或少吃胆固醇高的食物，如蛋黄、猪脑、猪肝、皮蛋、鳗鱼、蟹黄、猪腰子、鱼籽、奶油、鱼肝油等含胆固醇高的食物；避免晚餐时间太晚和晚餐过量；戒烟忌酒。

（3）宜多食含钾食物，如豆类、番茄、乳品、海带、鲜蘑菇及各种绿叶蔬菜，水果有橘子、苹果、香蕉、梨、菠萝、狝猴桃、核桃、山楂、西瓜等。

（4）平时多进行慢跑、快走、骑车慢行、游泳、登山等锻炼。

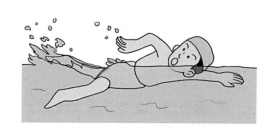

 第四节 心绞痛

心绞痛是冠状动脉供血不足，心肌急剧的、暂时缺血与缺氧所引起的以发作性胸痛或胸部不适为主要表现的临床综合征，是中老年人常见的心血管疾病。多是胸骨后心前区突然出现持续性疼痛、憋闷感，疼痛常放射到左肩。本病多见于男性，多数患者在40岁以上，劳累、情绪激动、饱食、受寒、阴雨天气、急性循环衰竭等为常见的诱因。

心绞痛是威胁中老年人生命健康的重要心系病证之一，随着现代社会生活方式及饮食结构的改变，发病有逐渐增加的趋势，因而本病越来越引起人们的重视。

临床表现

心绞痛症状包括压榨性疼痛、闷胀性或窒息性疼痛、咽喉部有紧缩感，也有些患者仅有胸闷。严重者偶伴有濒死的恐惧感觉，往往迫使患者立即停止活动，伴有出冷汗。

1. 寒凝心脉

卒然心痛如绞，或心痛彻背，背痛彻心，或感寒痛甚，心悸气短，形寒肢冷，冷汗自出，苔薄白，脉沉紧或促。

2. 气滞心胸

心胸满闷不适，隐痛阵发，痛无定处，时欲太息，遇情志不遂时容易诱发或加重，或兼有脘腹胀闷，得嗳气或矢气则舒，苔薄或薄腻，脉细弦。

3. 痰浊闭阻

胸闷重而心痛轻，形体肥胖，痰多气短，遇阴雨天而易发作或加重，可伴有倦怠乏力，纳呆便溏，口黏，恶心，咳吐痰涎，苔白腻或白滑，脉滑。

4. 心气不足

心胸阵阵隐痛，胸闷气短，动则益甚，心中动悸，倦怠乏力，神疲懒言，面色㿠白，或易出汗，舌质淡红，舌体胖，边有齿痕，苔薄白，脉细缓或结代。

5. 心阴亏损

心胸疼痛时作，或灼痛或隐痛，心悸怔忡，五心烦热，口燥咽干，潮热盗汗，古红少泽，苔薄或剥，脉细数或结代。

6. 心阳不振

胸闷或心痛较著，气短，心悸怔忡，自汗，动则更甚，神倦怯寒，面色㿠白，四肢欠温或肿胀，舌质淡胖，苔白腻，脉沉细迟。

7. 瘀血痹阻

心胸疼痛剧烈，如刺如绞，痛有定处，甚则心痛彻背，背痛彻心，或痛引肩背，伴有胸闷，日久不愈，可因暴怒而加重，舌质暗红，或紫暗，有瘀斑，舌下瘀筋，苔薄，脉涩或结、代、促。

药酒疗法

（一）吴萸肉桂酒

配　　方	吴茱萸15g，肉桂3g，白酒120ml。
制　　法	将上述诸药用白酒煮至60ml，去渣，待用。
功　　效	温中散寒。
主　　治	突发心腹部绞痛、呕吐身冷等症。
用法用量	口服。每日1剂，分2次温服。

| 来　源 | 引自《中国药酒配方大全》。 |

（二）参楂酒

配　方	丹参100g，山楂100g，延胡索50g，白酒500ml。
制　法	将上述诸药用白酒密封浸泡7日后即可取用。
功　效	活血散瘀，理气止痛。
主　治	心绞痛。
用法用量	口服。每次服20ml，日服2次。
来　源	引自《单方验方治百病》。

（三）灵脂酒

配　方	五灵脂（去沙，炒）、延胡索、没药（炒）各30g，白酒500ml。
制　法	将上述诸药共研细末，待用，或研粗末。置于洁净容器，加入白酒，密封，浸泡14日后过滤去渣即成。
功　效	活血化瘀，通络止痛。
主　治	心绞痛。
用法用量	口服。散剂，每次服6g，用白酒（温）15～20ml送服。酒剂，每次服15～20ml。均日服2次。
来　源	引自《奇效良方》。

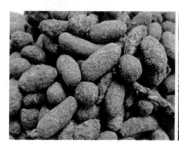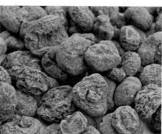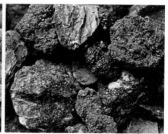

（四）活血养心酒

| 配　方 | 丹参60g，白酒0.5～1L。 |
| 制　法 | 将丹参切薄片，装入药袋，置于洁净容器中，加入白酒，密封，浸泡15日后，去药袋即成。 |

功　　效	调经顺脉。
主　　治	心绞痛、妇女月经不调、血栓性脉管炎。
用法用量	口服。每次服15～20ml，日服2次。
来　　源	引自《中国药酒配方大全》。

注意事项

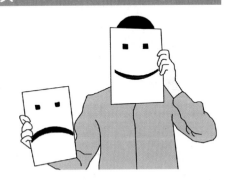

（1）饮食调节方面，不宜过食肥甘，应戒烟，少饮酒，宜低盐饮食，多吃水果及富含纤维的食物，保持大便通畅，饮食宜清淡，食勿过饱。

（2）发作期患者应当立即卧床休息，缓解期要注意适当休息，坚持力所能及的活动，做到动中有静，保证充足的睡眠。

（3）适当的体育锻炼，提高免疫力，增强心脏功能。

（4）重视精神调节，避免过于激动或喜怒忧思无度，保持心情平静愉快。

（5）发病时医护人员应当加强巡视，观察舌脉、体温、呼吸、血压及精神情志变化，做好各种抢救设备及药物准备，必要时给予吸氧、心电监护及保持静脉通道。

 第五节　动脉硬化

动脉硬化是指动脉的一种非炎性、退行性与增生性病变，可使动脉管壁增厚变硬，失去弹性，同时管腔变得狭窄。主要分为动脉粥样硬化、小动脉硬化和动脉中层钙化三种类型，其病因、发病、病理过程及对机体的损害有很大的不同，其中以动脉粥样硬化为此病中最常见和重要。足部按摩疗法对动脉硬化的发展有较好的防治作用，主要是通过刺激一些相关的穴位以调节血管的舒缩功能，减少甘油三酯、胆固醇等在体内的堆积，进而防止动脉硬化的加重。

临床表现

动脉硬化的临床表现主要取决于血管病变及受累器官的缺血程度，早期的动脉硬化患者，几乎都没有任何临床症状，均处在隐匿状态下潜伏发展。中期的动脉硬化患者，大多数患者都或多或少出现心悸、胸闷、胸痛、头痛、头晕、四肢酸懒、四肢凉麻、跛行、视力降低、记忆力下降、失眠多梦等临床症状，不同的患者会有不同的症状。

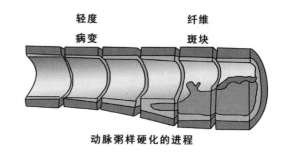

动脉粥样硬化的进程

药酒疗法

（一）龟龄集酒

配　　方　鹿茸250g，人参200g，石燕100g，甲片、生地各80g，熟地60g，地骨皮40g，急性子25g，蜻蜓20g，海狗肾、驴肾各15g，蚕蛾9g，雀脑30个，枸杞、薄荷各30g，冰糖100g，大曲酒8L。

制　　法　将上述诸药切成薄片或掏碎，置于洁净容器中，加入大曲酒，密封，浸泡15～30天，过滤去渣，制成酒剂，分125ml、500ml、750ml瓶装，待用。

功　　效　补肾填精，益髓健脑。

主　　治　记忆力减退、遇事善忘、腰膝酸软、神疲乏力、面色苍白、手足不温、舌淡、脉沉细。

用法用量　口服。每次服50ml，日服2次，佐膳服之。

| 注意事项 | 孕妇慎用，伤风感冒者须暂停服用。 |
| 来　　源 | 引自《河南省药品标准》。 |

（二）松竹酒

配　　方	松叶150g，竹叶75g，蜂蜜90g，白酒1.5L。
制　　法	将松叶和竹叶洗净切碎，晾干，置于洁净容器中；加入白酒和蜂蜜，搅匀，密封，浸泡30日后，过滤去渣即成。
功　　效	提神醒脑、消除疲劳。
主　　治	神疲乏力、动脉硬化等症。
用法用量	口服。每次服20ml，日服2次。
来　　源	民间验方。

（三）延年益寿酒

配　　方	制首乌100g，熟地黄、金樱子、墨旱莲、透骨草各50g，菟丝子、桑葚各36g，牛膝、黄芪、肉桂、豨莶草、女贞子、桑叶各25g，白糖500g，白酒5L。
制　　法	先将制首乌、熟地黄、牛膝、黄芪、肉桂五味药与白酒一起置于洁净容器中，密封浸泡，每日搅拌1～2次。1周后将余下诸药用水煎煮2次，每次煮沸2小时，含药液滤过，浓缩成膏状，与白糖同置于上容器中，调匀后便可服用。每瓶装500ml，待用。
功　　效	滋补肝肾，填精益髓；腰膝酸软，筋骨无力，须发早白，视物不明，耳鸣耳聋，记忆力减退，神思恍惚。
主　　治	神经官能症、贫血、脑动脉硬化、低血压患者，具上述表现者均可服用。
用法用量	口服。每次服10～20ml，日服2次。
注意事项	阴虚火旺或外感实邪者忌服。
来　　源	引自《黑龙江省药品标准》。

（四）天麻健脑酒

配　　方	天麻15g，黄芪、党参、首乌、五味子、枸杞子、茯苓各10g，白糖适量，白酒500ml。
制　　法	将上述诸药研成粗末，用药袋装好，扎紧药袋口，加入白酒浸泡。14日后取出药袋，压榨取液，将榨得的药液与药酒混合，静置，过滤，即得。每瓶250ml或500ml，待用。
功　　效	益气养阴，健脑益智，宁心安神。
主　　治	气短神疲、失眠健忘、神志恍惚、惊悸怔忡、眩晕耳鸣、腰膝酸软、舌淡苔薄白、脉细弱。可用于神经衰弱，神经官能症，脑动脉硬化，高血压病患者具上述表现者均可服用。
用法用量	口服。每次饭后服15～30ml，日服2次。
注意事项	凡实证或阴虚火旺者忌服；感冒时暂停服用。
来　　源	引自《陕西省药品标准》。

（五）天麻丹参酒

配　　方	天麻72g，丹参48g，杜仲、淫羊藿各16g，制首乌36g，黄芪12g，白酒2L。
制　　法	将上述诸药切成小块，与白酒一起置于洁净容器中，密封浸泡15日以上即成。
功　　效	补肝肾，祛风活血，清利头目。
主　　治	脑动脉硬化伴供血不足、冠心病，偏头痛、头昏目眩、耳鸣，老年性高血压、高脂血症等。
用法用量	口服。每日早晚各服1次，每次服25～50ml。
来　　源	引自《新修本草》。

注意事项

（1）合理的膳食，年过40岁者即使血脂不增高，应当避免经常食用过多的动物性脂肪和含饱和脂肪酸的植物油。

（2）参加一定的体力劳动和体育活动，预防肥胖，增强循环系统的功能和调整血脂代谢，是预防本病的一项积极措施。

（3）生活要有规律，保持乐观、愉快的情绪，避免过劳和情绪激动，注意劳逸结合，保证充足睡眠。

（4）提倡不吸烟，不饮烈性酒或大量饮酒。

（5）积极治疗与本病有关的疾病，如高血压、脂肪症、糖尿病、高脂血症、痛风、肝病、肾病综合征和有关的内分泌病等。

第五章

泌尿、生殖科常见疾病药酒疗法

- 泌尿系结石
- 遗尿
- 尿潴留
- 淋证
- 水肿
- 肾结核

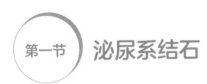

第一节　泌尿系结石

泌尿系结石是泌尿系统的常见病之一，包括肾结石、输尿管结石、膀胱结石与尿道结石，以疼痛（腰痛、腹痛、排尿时痛甚）、血尿、尿中有砂石排出史、排尿困难等为主要临床表现，属于中医学的"石淋""砂淋""血淋"的范畴。本病男女均可发病，发病率有明显的地区差异，近30年来发病率明显增多。本病的病因多因饮食不节与湿热下注，病位在肾与膀胱。本病病机为湿热蕴结下焦、煎熬津液，聚而成石，结石初起，多为湿热蕴结；久则肾阴亏虚，虚火内灼，故治疗以清热化湿、利尿通淋为大法，视其兼证不同，酌以选方加减。

临床表现

1．湿热蕴结型

腰或下腹痛，痛处觉热或兼重坠，小便浑浊黄赤，小便时常伴有急迫、灼热等感觉，舌苔白腻或黄腻，脉弦没或滑数。

2．肝郁气滞型

腰或下腹胀痛，牵引至少腹阴部，脉沉弦。

3．瘀血内阻型

腰或下腹刺痛不移，面色黑或晦暗，小便时夹有血块，疼痛满急加重，舌质紫黯或有瘀点瘀斑，脉细涩。

4．脾肾不足型

腰或下腹隐痛或灼痛或冷痛，遇劳加剧，尿后自觉空痛，余沥不尽，面色无华，腰膝疲软，神疲体倦乏力，脉沉细。

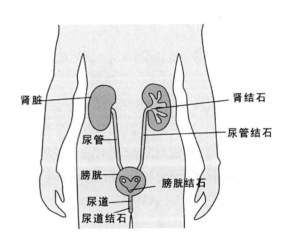

药酒疗法

（一）胡桃内金酒

配　　方	胡桃仁220g，鸡内金、滑石各10g，金钱草250g，冰糖120g，白酒1L。
制　　法	将胡桃仁、鸡内金加入麻油炸酥，研末，与滑石、冰糖一同置于洁净容器中，加入白酒，每日振摇1～2次，密封浸泡3～5日，去渣留液。
功　　效	清热通淋，润肠排石。
主　　治	泌尿系结石。
用法用量	口服。每日2～3次，每次用金钱草50g煎水冲服此酒15～30ml。
注意事项	痰火积热及阴虚火旺者忌服。
来　　源	民间验方。

（二）砺石酒

配　　方	磨刀石（砺石）1块，黄酒500ml。
制　　法	取砺石1块，柴火烧令赤，趁热投入酒中，去石存酒即成。
功　　效	活血消积。
主　　治	血瘕痛甚，石淋。
用法用量	口服。每次30ml，每日3次。
来　　源	引自《本草纲目》。

（三）芒硝滑石酒

配　　方	金钱草150g，延胡索90g，鸡内金、郁金、芒硝、滑石各100g，胡桃仁80g，白酒1L。
制　　法	将金钱草粗碎，置于洁净容器中，加入清水，用文火煎2次，取汁混合。其余6味捣碎，置于洁净容器中，加入白酒，每日振摇1～2次，密封浸泡5～10日，去渣留液，与金钱草汁混匀。
功　　效	清热利湿，理气止痛。
主　　治	泌尿系结石，疼痛难忍。
用法用量	空腹口服。每日3次，每次20～30ml。

注意事项 痰火积热、阴虚火旺、脾胃虚寒者及孕妇忌服。服用本酒，忌食油腻及辛辣食物。

来　　源 民间验方。

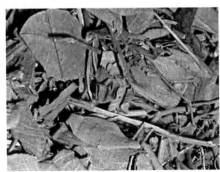 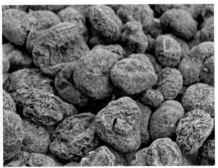

（四）石韦滑石木通酒

配　　方 石韦30g，滑石、冬葵子、金钱草、海金沙各30g。车前子、瞿麦、茯苓各12g，川木通6g，鸡内金9g，甘草6g，黄酒1L。

制　　法 将上述诸药（除鸡内金外）研末，置于洁净容器中，加入黄酒，文火煎至800ml，去渣留液，入鸡内金末混匀。

功　　效 清利湿热，排石通淋。

主　　治 砂石淋。

用法用量 口服。每日3次，每次1/3剂。

来　　源 民间验方。

（五）金钱草酒

配　　方 金钱草100g，海金沙30g，黄酒500ml。

制　　法 将金钱草和海金沙捣碎，置于洁净容器中，加入黄酒，用文火煎至400ml，去渣留液。

功　　效 清热利湿，排石通淋。

主　　治 砂淋（输尿管、膀胱、尿道结石）。

用法用量 口服。每日3次，每次1/3剂。

来　　源 引自《药酒汇编》。

注意事项

（1）重视膳食纤维摄入。增加膳食纤维的摄入可使尿中的草酸钙和尿酸减少，谷类、薯类及新鲜蔬菜中富含纤维素，做到粗细搭配，多吃新鲜蔬菜可起到增加膳食纤维的有益作用。

（2）膳食中应当增加含钙食物的摄入，如牛奶、鱼虾、海带等。注意不要通过服用钙剂来预防尿结石，过多服用钙剂反而有增加尿结石发病的危险。

（3）多吃含维生素丰富的食物，适当吃些有助于降低尿结石发病率。

（4）限制含草酸量大的食物、动物蛋白质食物的摄入，避免吃高盐食物。

（5）尿路结石患者不宜再吃菠菜。

（6）肾结石患者不宜在临睡前喝牛奶。

（7）肾结石患者不宜过量补钙。

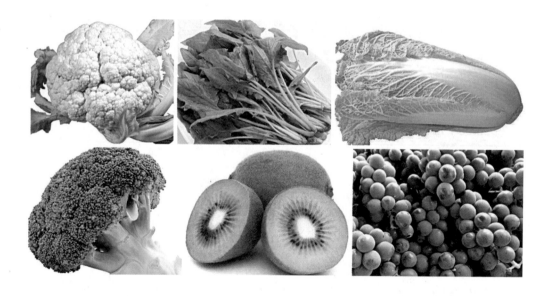

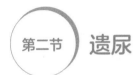

第二节 遗尿

遗尿俗称尿床、夜尿症，是指3岁以上小儿或成人不能控制排尿的行为，通常指小儿在熟睡时不自主地排尿。本病发病男孩高于女孩，部分有明显的家族史。病程较长，或反复发作，重症病例白天睡眠也会发生遗尿，严重者产生自卑感，影响身心健康和生长发育。

临床表现

1. 肾气不固型

睡中经常遗尿，甚者一夜数次，尿清而长，醒后方觉，面白肢冷，神疲乏力，腰腿酸软，智力较差，舌质淡，苔薄白，脉沉细无力。

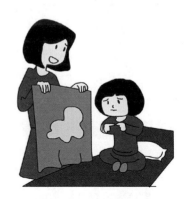

2. 脾肺气虚型

睡中遗尿，神倦乏力，少气懒言，食欲不振，面色少华，常自汗出，大便溏薄，舌淡，苔薄，脉细少力。

3. 肝经湿热型

睡中遗尿，尿黄量少，尿味臊臭，性情急躁易怒，或夜间梦语磨牙，舌红，苔黄或黄腻，脉弦数。

药酒疗法

（一）仙茅益智仁酒

配 方 仙茅11g，怀山药11g，益智仁10g，白酒500ml。

制 法 将上述诸药切成薄片，置于洁净容器中，加入白酒，密封，每日振摇1次，浸泡10天，过滤去渣即成。

| 功　　效 | 温肾固摄。 |

| 主　　治 | 遗尿、腰酸、畏寒怕冷等。 |

| 用法用量 | 口服。每次服10～20ml，日服2次。 |

| 注意事项 | 阴虚火旺者忌服。 |

| 来　　源 | 引自《药酒汇编》。 |

（二）金樱子酒

| 配　　方 | 金樱子150g，何首乌60g，巴戟天、黄芪各45g，党参、杜仲、黄精、鹿筋各30g，菟丝子、枸杞子各15g，蛤蚧1对，纯粮白酒2.5kg。 |

| 制　　法 | 将上药加工成小块后，与纯粮白酒共置于容器中，密封浸泡15日即成。 |

| 功　　效 | 益气生血，补肾固精。 |

| 主　　治 | 气血双亏，有体质羸弱，头晕目眩，倦怠无力，遗精，早泄，小便频数而清长和遗尿等症。 |

| 用法用量 | 口服。早、晚各1次，每次饮服20～30ml。 |

| 注意事项 | 外感发热者勿服。 |

| 来　　源 | 引自《常用养身中药》。 |

（三）益丝酒

| 配　　方 | 菟丝子30g，益智仁30g，白酒300ml。 |

| 制　　法 | 将菟丝子捣碎，置于洁净容器中，加入白酒。密封，每日振摇1次，浸泡7天，过滤去渣，即成。 |

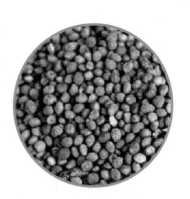

| 功　　效 | 温肾固摄。 |

| 主　　治 | 遗尿、遗精。 |

| 用法用量 | 口服。每次服15～30ml，日服2次。 |

| 注意事项 | 阴虚火旺者忌服。 |

| 来　　源 | 引自《中国药酒配方大全》。 |

（四）鸡肝肉桂酒

配 方	雄鸡肝60g，肉桂30g，白酒750ml。
制 法	将雄鸡肝和肉桂切碎成片，置于洁净容器中，加入白酒，密封，经常摇动。浸泡7日后，过滤去渣，即成。残渣曝干研细末，随酒送服。
功 效	补肝肾，温阳止遗。
主 治	遗尿，遗精。
用法用量	口服。每次服15~25ml，每晚临睡前服1次，并进服药末3~5g。
来 源	引自《本草纲目》。

（五）龙虱酒

配 方	龙虱20g，白酒500ml。
制 法	将龙虱拍碎，置于洁净容器中，加入白酒，加盖置文火上煮至沸，取下候冷，密封，浸泡21天后，过滤去渣，即成。
功 效	补肾，固精，活血。
主 治	遗尿、夜尿增多。
用法用量	口服。每次服10~20ml，每晚临睡前服1次。
来 源	引自《民间百病良方》。

（六）茴香酒

配 方	小茴香30g，桑螵蛸30g，菟丝子20g，白酒500ml。
制 法	将上述诸药捣碎，入布袋，置于洁净容器中，加入白酒，密封。每日振摇数下，浸泡7天后，过滤去渣、备用。
功 效	补肾，温阳，止遗。
主 治	遗尿，兼有小腹不温、腰膝酸软等症。
用法用量	口服。每次空腹服10~20ml，日服2次。
来 源	引自《药酒汇编》。

注意事项

（1）自幼培养按时排尿的习惯，避免过度疲劳。

（2）晚饭及睡前少给流质饮食，少喝水。

（3）注意忌口，寒凉、生冷、燥热的食品不要吃。

（4）积极预防和治疗引起遗尿的原发病。

（5）可以用足部按摩方法施以按摩治疗：以单示指扣拳法一手握足，另一手半握拳，示指弯曲，以示指近侧指骨间关节顶点施力，定点按压脾反射区、脑垂体反射区各3分钟；以拇指推掌法一手握足，另一手拇指指腹施力，自膀胱反射区斜向上按摩尿道反射区3分钟，力度以反射区产生酸痛为宜。

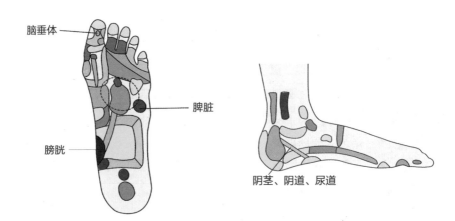

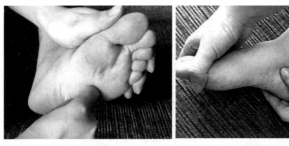

按摩脾反射区　　　　　　　　按摩尿道反射区

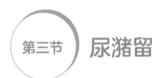

第三节　尿潴留

尿潴留是指膀胱内充满尿液而不能正常排出，按其病史、特点可以分为急性尿潴留和慢性尿潴留两类。急性尿潴留起病急骤，膀胱内突然充满尿液不能排出，患者十分痛苦。常需急诊处理；慢性尿潴留起病缓慢，病程较长，下腹部可触及充满尿液的膀胱，但患者不能排空膀胱，由于疾病的长期存在和适应痛苦反而不重。

临床表现

1．膀胱湿热

小便不通，尿道灼痛，小腹胀痛难忍。大便秘结，口苦咽干，或伴发热。舌红苔黄，脉数。

2．瘀阻尿道

小便不通，时通时闭。或滴沥不畅、尿流变细，或突然中断。点滴不通，小腹胀满疼痛拒按。舌紫黯有瘀点（斑），脉弦涩。

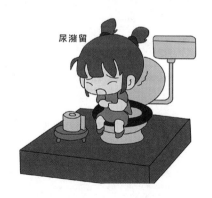

3．肺气郁闭

小便不通，阴茎痛，点滴难出。咳嗽气急，或兼恶寒发热，口渴喜饮，大便秘结。舌苔薄白或薄黄，脉数。

4．中气虚陷

小便欲出不出，排尿无力，甚而尿闭不出，神疲气短，少气懒言，少腹坠胀。舌淡，脉虚细无力。

5．肾气不足

小便不通，点滴难出，或排出无力，尿意频而排尿困难，形寒肢冷，面色㿠白，腰膝冷痛。舌淡，脉沉细。

药酒疗法

（一）酢浆车前酒

配　　方	鲜酢浆草、鲜车前草各20g，白砂糖20～30g，黄酒适量。
制　　法	将鲜酢浆草和鲜车前草粗碎，置于洁净容器中，加入淘米水，榨出绿水，与等量黄酒混合，加白砂糖溶解。
功　　效	清热利水，通利小便。
主　　治	小便不利，热淋。
用法用量	口服。每日1次，每次1剂。
注意事项	服后刷牙，以防牙齿染黑。
来　　源	引自《中国民间百病良方》。

（二）牛膝酒

配　　方	鲜牛膝叶1把，白酒适量。
制　　法	将鲜牛膝叶粗碎，置于洁净容器中，加入白酒，用文火煮沸，去渣留液。
功　　效	活血化瘀。
主　　治	小便不利，茎中痛欲死；妇人血结腹坚痛；口舌生疮；闭经，痛经，妇人腹中癥瘕不散。
用法用量	口服。不拘时候，随量饮用。
注意事项	中气下陷、脾虚泄泻者及孕妇忌服。
来　　源	引自《肘后备急方》。

注意事项

（1）提供利于排尿的隐蔽环境，关门窗、屏风遮挡；调整体位：使其尽量以习惯姿势排尿。

（2）给予安慰和解释，以缓解其焦虑紧张情绪。

（3）注意饮水的计划性，不能一次摄入过多水分，防止诱发尿潴留；但也不能因为尿潴留而限制饮水，否则可能加重尿路感染、尿路结石等并发症。

（4）学会诱发排尿的方法，如听流水声，刺激肛门、股内侧，轻叩击下腹部靠会阴处、热敷下腹部等，在感到不能排尿时可以使用，但切记无效时立即导尿，不可憋尿过久。

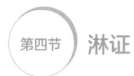

第四节　淋证

淋证是指因饮食劳倦、湿热侵袭而致的以肾虚，膀胱湿热，气化失司为主要病机，以小便频急，滴沥不尽，尿道涩痛，小腹拘急，痛引腰腹为主要临床表现的一类病证。淋之名称，始见于《内经》，《素问·六元正纪大论篇》称为"淋閟"，并有"甚则淋"，"其病淋"等的记载。《金匮要略·五脏风寒积聚病脉证并治》称"淋秘"，该篇并指出淋秘为"热在下焦"。《金匮要略·消渴小便不利淋病脉证并治》描述了淋证的症状："淋之为病，小便如粟状，小腹弦急，痛引脐中。"隋代《诸病源候论·淋病诸候》对淋证的病机作了详细的论述，并将淋证的病位及发病机理作了高度明确的概括："诸淋者，由肾虚而膀胱热故也。"

淋证的主要病机是肾虚，膀胱湿热，气化失司。肾与膀胱相表里，肾气的盛衰，直接影响膀胱的气化与开合。淋证日久不愈，热伤阴，湿伤阳，易致肾虚；肾虚日久，湿热秽浊邪毒容易侵入膀胱，导致淋证反复发作。淋证有虚有实，初病多实，久病多虚，初病体弱及久病患者，亦可虚实并见。实证多在膀胱和肝，虚证多在肾和脾。

临床表现

淋证以小便频急、滴沥不尽、尿道涩痛、小腹拘急、痛引腰腹为基本特征，起病或急或缓，其病程或长或短，长者久淋不已，时作时止，遇劳即发。小便频急者每日小便可达数十次，而每次尿量较少，或伴有发热，小便热赤；或小便排出砂石，排尿时尿流中断，腰

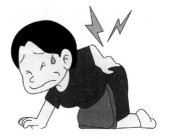

腹绞痛难忍；或尿中带血或夹有血块；或小便浑浊如米泔或滑腻如脂膏。病久或反复发作后，常常伴有低热，腰痛，小腹坠胀，疲劳等症。

1. 热淋

小便频急短涩，尿道灼热刺痛，尿色黄赤，少腹拘急胀痛，或腰痛拒按，或有大便秘结，或有寒热，口苦，呕恶，苔黄腻，脉滑数。

2. 石淋

尿中时夹砂石，小便艰涩，或排尿时突然中断，尿道窘迫疼痛，少腹拘急，或腰腹绞痛难忍，痛引少腹，连及外阴，尿中带血，舌红，苔薄黄。若病久砂石不去，可见面色少华，精神委顿，少气乏力，舌淡边有齿印，脉细而弱；或腰腹隐痛，手足心热，舌红少苔，脉细带数。

3. 血淋

实证表现为小便热涩刺痛，尿色深红，或夹有血块，疼痛满急加剧，或见心烦，舌苔黄，脉滑数；虚证表现为尿色淡红，尿痛涩滞不明显，腰酸膝软，神疲乏力，舌淡红，脉细数。

4. 气淋

实证表现为小便涩痛，淋沥不已，小腹胀满疼痛，苔薄白，脉多沉弦；虚证则表现为尿时涩滞，小腹坠胀，尿有余沥，面白不华，舌质淡，脉虚细无力。

5. 膏淋

实证表现为小便浑浊如米泔水，置之沉淀如絮状，上有浮油如脂，或夹有凝块，或混有血液，尿道热涩疼痛，舌红，苔黄腻，脉濡数；虚证表现为病久不已，反复发作，淋出如脂，小便涩痛反见减轻，形体日渐消瘦，头昏无力，腰酸膝软，舌淡，苔腻，脉细弱无力。

6. 劳淋

小便不甚赤涩，但淋沥不已，时作时止，遇劳即发，腰酸膝软，神疲乏力，舌质淡，脉细弱。

药酒疗法

（一）茄叶酒

配　方　茄子叶20～30g，黄酒100ml。

| 制　　法 | 将茄子叶洗净，熏干研末，备用。 |

| 功　　效 | 清热活血，消肿止痛。 |

| 主　　治 | 血淋疼痛。 |

| 用法用量 | 口服。每次取药末10g，用黄酒50~60ml煎沸，待温服之，每日服2次。 |

| 来　　源 | 引自《药酒汇编》。 |

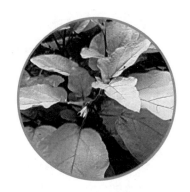

（二）干胶酒

| 配　　方 | 干胶100g（炙），白酒2L。 |

| 制　　法 | 将干胶捣末，酒2L混合。 |

| 功　　效 | 补益精血，利尿通淋。 |

| 主　　治 | 劳淋。 |

| 用法用量 | 口服。每次服30~60ml，日服3次。 |

| 来　　源 | 引自《外台秘要》。 |

（三）眼子菜酒

| 配　　方 | 眼子菜60g，米酒20~40ml。 |

| 制　　法 | 将眼子菜洗净，切碎，放入砂锅内，加水450ml，煎至减半，去渣，加入米酒煮沸，即成。 |

| 功　　效 | 清热解毒，渗湿利水。 |

| 主　　治 | 热淋。 |

| 用法用量 | 口服。每次服15~30ml，日服2次。 |

| 来　　源 | 引自《民间百病良方》。 |

（四）车前草酒

| 配　　方 | 鲜车前草30g（干品15g），黄酒100ml。 |

| 制　　法 | 将车前草用黄酒煎服，去渣，待用。 |

| 功　　效 | 清热，利湿，消胀。 |

| 主　　治 | 热淋，小腹胀满。 |

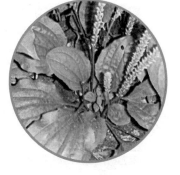

| 用法用量 | 口服。每日1剂，分2次服。 |
| 来　源 | 引自《中国药酒配方大全》。 |

（五）白沙酒

配　方	白沙500g，白酒500ml。
制　法	白沙熬令极热，以酒淋取汁，备用。
功　效	清热，利湿。
主　治	治诸种淋症。
用法用量	口服。每次服20～30ml，日服2～3次。或任意饮服。
来　源	引自《普济方》。

（六）酸浆草酒

配　方	酸浆草1把，黄酒适量。
制　法	将酸浆草捣烂，绞取自然汁，与黄酒相拌混匀。
功　效	清热解毒，通淋。
主　治	热淋。
用法用量	口服。每次30～50ml，每日1次。
来　源	引自《圣济总录》。

（七）三黄参归酒

配　方	黄芪、黄精、熟地、党参、杜仲、枸杞各8g，红枣10g，川芎3g，何首乌、菟丝子各5g，当归4g，白酒500ml。
制　法	将上述诸药共为粗末或切成薄片，装入药袋中，置于洁净容器中，加入白酒，密封，浸泡14日后，过滤去渣，即成。
功　效	补气助阳，健脾益肾。
主　治	疲乏无力，小便淋沥，腰膝背痛，动则气促等。
用法用量	口服。每次服20～30ml，日服2次。
来　源	引自《药酒汇编》。

（八）鸡眼草酒

| 配　方 | 鸡眼草30g，米酒500ml。 |

制　法	将鸡眼草洗净，切碎，放入砂锅中，加水适量和米酒，煎沸后，改用文火煎取500ml。去渣，即成。
功　效	清热解毒，健脾利湿。
主　治	热淋等。
用法用量	口服。每次服20～40ml，日服2次。
来　源	引自《药酒汇编》。

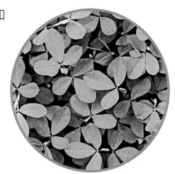

（九）地榆木通酒

配　方	生地榆50g，白茅根50g，木通30g，车前子30g，低度白酒500ml。
制　法	将上述诸药切碎成片或捣碎，置于洁净容器中，加入白酒，密封，隔水煮30分钟，浸泡1～2宿，过滤去渣，即成。
功　效	凉血清热，利尿通淋。
主　治	热淋、血淋，兼治血尿。
用法用量	口服。每次服15～30ml，日服3次。也可水煎服，每日1剂，每次服20～40ml，每日3次。
注意事项	忌食油腻、油炸及辛辣之物。
来　源	引自《中国药酒配方大全》。

（十）南藤酒

配　方	南藤30g，白酒500ml。
制　法	将南藤洗净，切碎，置于洁净容器中，加入白酒，密封，浸泡10日后，过滤去渣，即成。
功　效	祛风除湿，抗衰老，强腰膝。
主　治	热淋，茎中痛，手术后疼痛。
用法用量	口服。冬季服用，每次服10～15ml，日服2次。
来　源	引自《民间百病良方》。

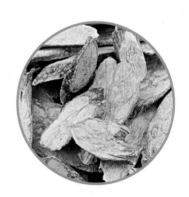

（十一）磨石通淋酒

配 方	磨石100g，白酒250ml。
制 法	用磨石烧赤热，投入酒中。
功 效	清利湿热，通淋排石。
主 治	石淋。
用法用量	口服。每次服20～40ml，日服2次。
来 源	引自《普济方》。

（十二）慈竹酒

配 方	慈竹6～9g，白酒80ml。
制 法	将慈竹心洗净捣碎，放砂锅内，加入白酒，用文火煎至减半，去渣，即成。
功 效	清热解毒。
主 治	淋浊症初起。
用法用量	口服。每日1剂，分2次服。随制随服。
来 源	引自《民间百病良方》。

注意事项

（1）增强体质，防止情志内伤，消除各种外邪入侵和湿热内生的有关因素，如忍尿，过食肥甘，纵欲过劳，外阴不洁等。

（2）积极治疗消渴、痨瘵等疾患，避免不必要的导尿及泌尿道器械操作，也可减少本病证的发生。

（3）多喝水，饮食宜清淡，忌肥腻香燥、辛辣之品。

（4）注意适当休息，有助于早日恢复健康。

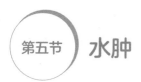

第五节　水肿

水肿是指因感受外邪，饮食失调，或劳倦过度等，使肺失宣降通调，脾失健运，肾失开合，膀胱气化失常，致体内水液潴留，泛滥肌肤，以头面、眼睑、四肢、腹背，甚至全身浮肿为临床特征的一类病证。人体水液的运行有赖于气的推动，即有赖于脾气的升化转输，肺气的宣降通调，心气的推动，肾气的蒸化开合。这些脏腑功能正常，则三焦发挥决渎作用，膀胱气化畅行，小便通利，可以维持正常的水液代谢。反之，若因外感风寒湿热之邪，水湿浸渍，疮毒浸淫，饮食劳倦，久病体虚等导致上述脏腑功能失调，三焦决渎失司，膀胱气化不利，体内水液潴留，泛滥肌肤，即可发为水肿。水肿的病位在肺、脾、肾三脏，与心有密切关系，其基本病机是肺失宣降通调，脾失转输，肾失开合，膀胱气化失常，导致体内水液潴留，泛滥肌肤。

西医学中的急慢性肾小球肾炎，肾病综合征，充血性心力衰竭，内分泌失调，以及营养障碍等疾病出现的水肿，可参考本证论治。

临床表现

水肿初起时，多从眼睑开始，继则延及头面、四肢、腹背，甚者肿遍全身，有的水肿先从下肢足胫开始，然后及于全身。轻者仅眼睑或足胫浮肿，重者全身皆肿，肿处皮肤绷紧光亮，按之凹陷即起，或皮肤松弛，按之凹陷不易恢复，甚则按之如泥。如肿势严重，可伴有胸腹水而见腹部膨胀，胸闷心悸，气喘不能平卧，唇黑，脐突，背平等症。

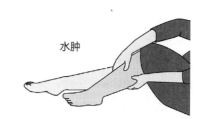

水肿

1. 阳水

（1）风水泛滥：浮肿起于眼睑，继则延及四肢及全身皆肿，甚者眼睑浮肿，多伴有恶寒发热，肢节酸痛，小便短少等症。偏于风热者，伴有咽喉红肿疼痛，口渴，舌质红，脉浮滑数。偏于风寒者，兼有恶寒无汗，头痛鼻塞，咳喘，舌苔薄白，脉浮滑或浮紧。如浮肿较甚，此型亦可见沉脉。

（2）湿毒浸淫：身发疮痍，甚则溃烂，或咽喉红肿，或乳蛾肿大疼痛，继则眼睑浮肿，延及全身，小便不利，恶风发热，舌质红，苔薄黄，脉浮数或滑数。

（3）水湿浸渍：全身水肿，按之没指，小便短少，身体困重，胸闷腹胀，纳呆，泛恶，苔白腻，脉沉缓，起病较缓，病程较长。

（4）湿热壅盛：遍体浮肿，皮肤绷紧光亮，胸脘痞闷，烦热口渴，或口苦口黏，小便短赤或大便干结，舌红，苔黄腻，脉滑数或沉数。

2. 阴水

（1）脾阳虚衰：身肿，腰以下为甚，按之凹陷不易恢复，脘腹胀闷，纳减便溏，食少，面色不华，神倦肢冷，小便短少，舌质淡，苔白腻或白滑，脉沉缓或沉弱。

（2）肾阳衰微：面浮身肿，腰以下为甚，按之凹陷不起，心悸，气促，腰部冷痛酸重，尿量减少，四肢厥冷，怯寒神疲，面色㿠白或灰滞，舌质淡胖，苔白，脉沉细或沉迟无力。

药酒疗法

（一）桃皮木通酒

配　方　桃茎白皮1.5kg，川木通500g，糯米、酒曲各适量。

制　法　将桃茎白皮粗碎，置于洁净容器中，添加清水15L，用文火煮至5L，一半药汁浸渍川木通，一半拌入蒸熟的糯米，加入酒曲，密封，置于阴凉干燥处，常规酿酒，酒熟后去糟留液。

功　效　利水消肿。

主　治　水肿，小便不利。

用法用量　口服。每日3次，每次50ml。

来　源　引自《药酒汇编》。

（二）通草灯心酒

配　方　通草250g，灯心草30g，秫米、酒曲各适量。

制　法　将通草、灯心草粗碎，置于洁净容器中，加入清水，用文火煎汁，入秫米煮熟，与曲末拌匀，密封，置阴凉干燥处，常规酿酒，酒熟后去糟留液。

功　　效	利水渗湿，清热通经。
主　　治	水肿，淋证，胸热心烦，小便短少，乳汁不通。
用法用量	口服。不拘时候，随量饮用。
注意事项	气虚无湿热及孕妇忌服。
来　　源	引自《本草纲目》。

（三）二桑酒

配　　方	桑白皮100g，桑葚250g，糯米5kg，酒曲适量。
制　　法	将桑白皮切碎，置于洁净容器中，添加清水10L，用文火煎至减半，加入桑葚同煮至3.5L，去渣留液。糯米加水蒸熟，候温，与药汁、酒曲拌匀，密封，置于阴凉干燥处，常规酿酒，酒熟后去糟留液。
功　　效	补虚泻实。
主　　治	肝肾亏虚，水热交阻，浮肿，头眩，小便不利。
用法用量	口服。每日2～3次，每次30～50ml。
来　　源	引自《普济本事方》。

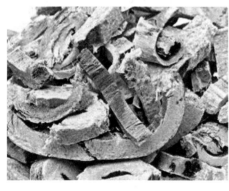 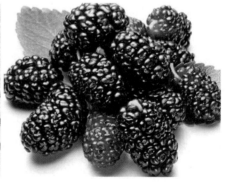

（四）葫芦酒

配　　方	葫芦、黄酒各适量。
制　　法	将葫芦切碎，置于洁净容器中，加入黄酒，用文火煎1小时，去渣留液。
功　　效	利水消肿。

主　治	腹大，周身肿。
用法用量	口服。每日2次，每次15～30ml。
注意事项	脾胃虚寒者禁服。
来　源	引自《医林改错》。

注意事项

（1）应无盐饮食，待肿势渐退后，逐步改为低盐，最后恢复普通饮食。若因营养障碍致肿者，不必过于强调忌盐，而应当适量进食富于营养之蛋白质类饮食。

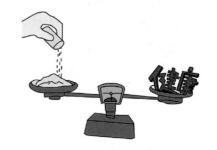

（2）忌食辛辣、烟酒等刺激性食物。

（3）注意摄生，不宜过度疲劳；起居有时，预防外感，加强护理，避免压疮。

第六节　肾结核

肾结核是由结核杆菌感染后，从肺部或其他部位的结核病灶经血行播散到肾脏，逐渐破坏肾实质，引起的肾脏皮质和髓质病变，并且可以累及输尿管、膀胱及尿道，甚至生殖系统（前列腺、精囊、输精管、附睾及盆腔等其他组织），破坏与修复同时发生的一种慢性疾病，多见于20～40岁青壮年，男性多于女性，男女比例为2:1。主要症状特征有低热、乏力、腰痛、尿频、尿急、尿痛、血尿等。本病的病位主要在肾，与肺、脾、肝、肾、膀胱等脏腑有关。病因是擦虫侵犯，经肺传于肾脏或直接入肾而致。肾为肺之子，则出现肺肾同病，气阴亏损；肾与膀胱相为表里，故见尿频、尿急、尿痛等膀胱湿热证候。

临床表现

1. 肺肾阴虚

咳嗽，咳声短促，少痰或痰中带血鲜红，可见尿血，尿痛，腰痛，口干咽燥，手足心热，盗汗。舌红，苔少，脉细数。

肾结核，泌尿系统核病的大boss

2. 湿热下注

小便短少数频，尿急，灼热刺痛，血尿或脓尿，伴有少腹拘急胀痛，腰胀而痛。苔黄腻，脉濡数或滑数。

3. 肝肾阴虚

眩晕目涩，视物模糊，午后潮热，颧红，五心烦热，盗汗，腰膝酸痛，小便短赤带血，形体消瘦，四肢麻木，耳鸣，女子月经不调，男子梦遗失精。舌红苔少或苔黄，脉细数。

4. 脾肾阳虚

尿少，尿闭或小便失禁，腰酸或胀痛，食后腹胀，恶心呕吐，纳少便溏，伴有神疲乏力，四肢沉重不温，或口中尿臭，面色萎黄。舌淡苔白，脉细弱无力。

5. 气滞血瘀

腰背刺痛或酸痛，夜间加重，尿少而频，尿痛，尿血；口唇舌黯或有瘀斑，脉沉紧甚则涩滞。

药酒疗法

（一）百部二子酒

配 方 百部100g，菟丝子150g，车前子90g，杜仲50g，白茅根15g，白酒700ml。

制 法 将上述诸药捣碎或切薄片，置于洁净容器中，加入白酒，密封，浸泡7天后，过滤去渣，即成。

功 效 补肾壮腰，杀虫利水。

主 治 肾结核。

| 用法用量 | 口服。每次饭前温服15～30ml，日服2次。 |
| 来　源 | 引自《中国药酒配方大全》。 |

（二）马齿苋补虚酒

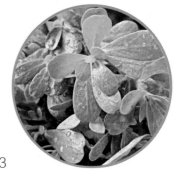

配　方	马齿苋1.5kg，黄酒1.25L。
制　法	将马齿苋捣烂，置于洁净容器中，加入黄酒，密封，浸泡14小时后，过滤去渣，即成。
功　效	温肾补虚，活血化瘀。
主　治	肾结核、白带等症。
用法用量	口服。每次饭前服10～15ml，日服3次。如患者有饮酒习惯可每次服15～30ml。
来　源	引自《医学文选·祖传秘方验方集》。

注意事项

（1）在日常生活中，要多吃一些新鲜的水果蔬菜补充身体所需的维生素，饮食要清淡，忌辛辣刺激的食物。

（2）注意休息和情志的调适，戒烟戒酒。

（3）有肺结核或其他结核病的患者，应进行尿检查，以尽早发现肾结核，尽早治疗。

（4）肾结核如早期诊断，积极正确地治疗，基本能治愈；如果发现过晚，肾脏已严重受损或有输尿管狭窄，可能须行手术治疗，预后较差。

（5）可以用鲜藕500g捣烂搅汁，山药500g蒸熟后去皮捣烂成泥，两者混匀食用。

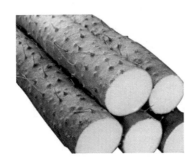
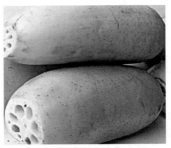

第六章

神经内科常见疾病药酒疗法

- 头痛
- 眩晕
- 失眠
- 神经衰弱
- 面瘫
- 坐骨神经痛
- 痫病
- 中风
- 胁痛
- 痿证
- 癔证

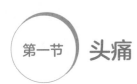

第一节 头痛

头痛病是指由于外感与内伤，致使脉络拘急或失养，清窍不利所引起的以头部疼痛为主要临床特征的疾病。头痛既是一种常见病证，也是一个常见症状，可以发生于多种急慢性疾病过程中，有时也是某些相关疾病加重或恶化的先兆。

中医认为，导致头痛的外因主要是风邪，或兼有寒、热、湿等病邪的侵袭，内因则与肝、脾、肾三脏功能失常与紊乱有关。西医学中的偏头痛，还有国际上新分类的周期性偏头痛、紧张性头痛、丛集性头痛及慢性阵发性偏头痛等，凡符合头痛证候特征者均可参考本病证论治。

临床表现

患者自觉头部包括前额、额颞、顶枕等部位疼痛，为本病的症候特征。按头痛的部位，中医有在太阳、阳明、少阳，或在太阴、厥阴、少阴，或痛及全头的不同，但以偏头痛者居多。按头痛的性质，有掣痛、跳痛、灼痛、胀痛、重痛、头痛如裂或空痛、隐痛、昏痛等。按头痛发病方式，有突然发作，有缓慢而病。疼痛的时间有持续疼痛，痛无休止，有痛势绵绵，时作时止。根据病因，还有相应的伴发症状。

1. 外感头痛

（1）风寒证

头痛起病较急，其痛如破，痛连项背，恶风畏寒，伴有口不渴，苔薄白，脉多浮紧。

（2）风热证

起病急，头呈胀痛，甚则头痛如裂，发热或恶风，口渴欲饮，伴有面红目赤，便秘溲黄，舌红苔黄，脉浮数。

（3）风湿证

头痛如裹，肢体困重，胸闷纳呆，小便不利，大便或溏，苔白腻，脉濡。

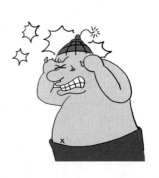

2．内伤头痛

（1）肝阳证

头胀痛而眩，心烦易怒，面赤口苦，或伴有耳鸣胁痛，夜眠不宁，舌红苔薄黄，脉弦有力。

（2）肾虚证

头痛而空，每兼眩晕耳鸣，腰膝酸软，遗精，带下，伴有少寐健忘，舌红少苔，脉沉细无力。

（3）气血虚证

头痛而晕，遇劳加重，面色少华，心悸不宁，伴有自汗，气短，畏风，神疲乏力，舌淡苔薄白，脉沉细而弱。

（4）痰浊证

头痛昏蒙，胸脘满闷，呕恶痰涎，苔白腻，或舌胖大有齿痕，脉滑或弦滑。

（5）瘀血证

头痛经久不愈，其痛如刺，入夜尤甚，固定不移，或头部有外伤史，舌紫或有瘀斑、瘀点，苔薄白，脉沉细或细涩。

药酒疗法

（一）菊黄酒

配　　方　白菊花350g，生地黄200g，枸杞子、当归各70g，糯米2kg，酒曲适量。

制　　法　将上述诸药去除杂质放砂锅中，加入适量清水，用文火煎取药汁。将糯米淘洗干净，煮成米饭，凉后装入容器中，加入药汁和酒曲混匀，置于较暖处密封发酵5～7日，滤去酒槽即成。

功　　效　滋阴清热，养肝明目。

主　　治　因肝肾不足而致的头痛、止眩等。

用法用量　口服。每次15～20ml，每日1次。

来　　源　引自《本草纲目》。

（二）白芷薄荷酒

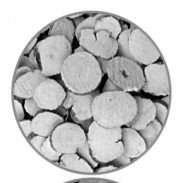

配　　方	白芷、薄荷各5g，白酒600ml。
制　　法	将白芷、薄荷切碎，置于洁净容器中，加入白酒，每日振摇1~2次，密封浸泡5~7日，去渣留液。
功　　效	祛风止痛。
主　　治	外感头痛。
用法用量	口服。每日2次，每次15~30ml。
来　　源	引自《中国药酒配方大全》。

（三）白菊花酒

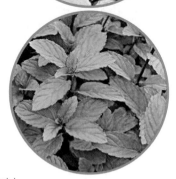

配　　方	白菊花150g，白酒1.5L。
制　　法	将菊花装于洁净的药袋中，扎紧袋口，与白酒一起置于干净的容器里，密封7日，去渣留酒液即成。
功　　效	清肝明目、疏风解毒。
主　　治	头痛日久不愈、视物昏花、头发干落、心胸烦闷等症状。
用法用量	口服。每天早晚各1次，每次15~20ml。
来　　源	引自《本草图经》。

（四）川芎酒

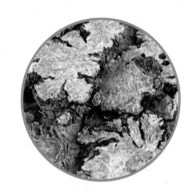

配　　方	川芎100g，白酒1.2kg。
制　　法	将川芎研为粗末，用药袋装好，扎紧袋口，置于洁净容器中，加入白酒，每日摇晃1~2次，密封15日，取出药袋澄清即成。
功　　效	行气活血，祛风止痛。
主　　治	偏头痛，痛经，关节痛等。
用法用量	口服。每次15ml，每日2次。
来　　源	引自《本草纲目》。

（五）蔓荆川芎酒

配　方	蔓荆子120g，菊花、防风、薄荷各60g，川芎40g，黄酒1L。
制　法	将上述诸药捣末，置于洁净容器中，加入黄酒，每日振摇1～2次，密封浸泡7日，去渣留液。
功　效	疏风清热止痛。
主　治	风热性头痛、头昏、偏头痛，高血压性头痛。
用法用量	空腹温饮。每日3次，每次15～20ml。
来　源	引自《验方集锦》。

（六）川芎白芷酒

配　方	川芎30g，白芷30g，羌活24g，赤芍30g，延胡索20g，三七12g，米酒600ml。
制　法	将三七粉碎，将上述药物置于陶瓷或玻璃容器中，加入米酒1L浸泡，密封容器瓶口。期间，每隔2日将药酒容器振荡数次，14日后过滤即得。
功　效	祛风活血，通络止痛。
主　治	血管神经性头痛。
用法用量	口服。每日早晚各服15ml。
来　源	引自《中国中医秘方大全》。

（七）黄连酒

配　方	黄连30g，白酒180ml。
制　法	将黄连粗碎，置于洁净容器中，加入白酒，用文火煎至60ml，去渣留液。
功　效	清热燥湿，泻火解毒。
主　治	顽固性神经性头痛，咽喉肿痛，热盛心烦，目赤头痛。
用法用量	口服。每日3次，每次1/3剂。
来　源	引自《奇方类编》。

（八）黑大豆止痛酒

配　　方	黑大豆250g，黄酒750g。
制　　法	将黑大豆洗干净放入砂锅中，用文火加热炒熟，趁热浸泡于黄酒内，密封6～10日后，取澄清酒液即成。
功　　效	祛风养血，止痛。
主　　治	头风疼痛经久不愈者。
用法用量	口服。每次15ml，每日3次。
来　　源	引自《采艾编翼》。

注意事项

（1）头痛患者应减少巧克力、乳酪、酒、咖啡、茶叶等易诱发疼痛食物。同时口味饮食应清淡，忌辛辣刺激、生冷的食物，头痛发作期应禁食火腿、干奶酪、保存过久的野味等食物。

（2）在日常生活或工作环境中，要保持安静，室内光线要尽量柔和。

（3）对一些病因明确疾病引起的头痛，应先控制病情以缓解疼痛。

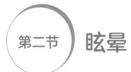

第二节　眩晕

眩晕，通常称为头昏眼花，是由于情志、饮食内伤、体虚久病、失血劳倦及外伤、手术等病因，引起风、火、痰、瘀上扰清空或精亏血少，清窍失养为基本病机，以头晕、眼花为主要临床表现的一类病证。眩即眼花，晕是头晕，两者常常可同时并见，故统称为"眩晕"，其轻者闭目可止，重者如乘车船，旋转不定，不能站立，或伴有恶心、呕吐、汗出、面色苍白等症状。

眩晕为临床常见病证，多见于中老年人，青年人亦可发作，可反复发作，妨碍正常工作及生活，严重者可发展为中风、厥证或脱证而危及生命。本病的病位在清窍，由气血亏虚、肾精不足致脑髓空虚，清窍失养，或肝阳上亢、痰火上逆、瘀血阻窍而扰动清窍发生眩晕，与肝、脾、肾三脏的关系密切。眩晕的病性以虚者居多，故张景岳谓"虚者居其八九"，如肝肾阴虚、肝风内动，气血亏虚、清窍失养，肾精亏虚、脑髓失充。眩晕实证大多由痰浊阻遏，升降失常，痰火气逆，上犯清窍，瘀血停着，痹阻清窍而成。

临床表现

眩晕的临床表现特征是头晕与目眩，轻者仅眼花，头重脚轻，或摇晃浮沉感，闭目即止；重则如坐车船，视物旋转，甚则欲仆，或兼目涩耳鸣，少寐健忘，腰膝酸软；或恶心呕吐，面色苍白，汗出肢冷等。发作间歇期长短不一，可为数月发作一次，也有一月数次。常常伴有情志不舒的诱因，但也可突然起病，并逐渐加重。眩晕若兼头胀而痛，心烦易怒，肢麻震颤者，应当警惕发生中风。

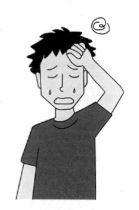

1. 肝阳上亢

眩晕耳鸣，头痛且胀，遇劳、恼怒加重，肢麻震颤，失眠多梦，急躁易怒，舌红苔黄，脉弦。

2. 肝火上炎

头晕且痛，其势较剧，目赤口苦，胸胁胀痛，烦躁易怒，寐少多梦，小便黄，大便干结，舌红苔黄，脉弦数。

3. 痰浊上蒙

眩晕，头重如蒙，视物旋转，胸闷作恶，呕吐痰涎，食少多寐，苔白腻，脉弦滑。

4. 瘀血阻窍

眩晕头痛，伴有健忘，失眠，心悸，精神不振，耳鸣耳聋，面唇紫暗，舌瘀点或瘀斑，脉弦涩或细涩。

5. 气血亏虚

头晕目眩，动则加剧，遇劳则发，面色㿠白，爪甲不荣，神疲乏力，心悸少寐，纳差食少，便溏，舌淡苔薄白，脉细弱。

6. 肝肾阴虚

眩晕久发不已，视力减退，两目干涩，少寐健忘，心烦口干，耳鸣，伴有神疲乏力，腰酸膝软，遗精，舌红苔薄，脉弦细。

药酒疗法

（一）首乌苡仁酒

配　　方	生薏苡仁120g，制首乌180g，白酒500ml。
制　　法	将上述诸药和白酒一同置于洁净容器中，密封，浸泡。置于阴凉干燥处，15日后即可过滤去渣取液，备用。
功　　效	养血祛风。
主　　治	血虚肾亏之眩晕及风寒腰痛。
用法用量	口服。每日早、晚各1次，1次约2酒盅。
来　　源	引自《民间百病良方》。

（二）合欢花酒

配　　方	合欢花、一朵云各50g，白酒500ml。
制　　法	将前两味药去除杂质，用凉开水快速淘洗，滤干，装进干净的容器中用白酒浸泡，加盖密封，每日摇晃3～5次，7日后即可使用。
功　　效	清肝泻火，解郁闷，通经络。
主　　治	视物不明。
用法用量	口服。每次10～15ml，每日2次。
来　　源	引自《四川中药志》。

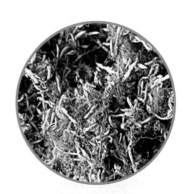

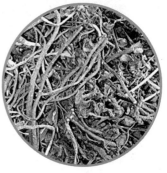

（三）女贞子酒

| 配　　方 | 女贞子250g，白酒750ml。 |
| 制　　法 | 将女贞子研粗碎，置于洁净容器中， |

加入白酒，每日摇晃1~2次，密封，浸泡7日后，去渣留酒液。

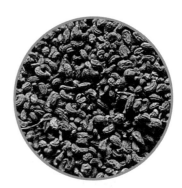

| 功　　效 | 滋阴补肾，养肝明目。 |

| 主　　治 | 阴虚火旺，腰膝酸软，头晕目眩，耳鸣，遗精，须发早白等。 |

| 用法用量 | 空腹温饮。每次15~30ml，每日3次。 |

| 来　　源 | 引自《本草纲目》。 |

（四）补益桂圆酒

| 配　　方 | 枸杞子、龙眼肉各120g，白酒1L。 |

| 制　　法 | 将枸杞子和龙眼肉捣碎，与白酒一同置于洁净容器中，密封，浸泡。每日摇动1~2次，15日后过滤去渣取液，即可服用。 |

| 功　　效 | 补肝肾，益精血，养心脾。 |

| 主　　治 | 头晕目眩、目昏多泪、腰酸肢倦、健忘、失眠、食欲不振、神志不安等症。 |

| 用法用量 | 口服。日服2~3次，每次服10~15ml。 |

| 来　　源 | 引自《中国医学大辞典》。 |

（五）菊花茯苓酒

| 配　　方 | 白菊花、白茯苓各250g，50度白酒1.5L。 |

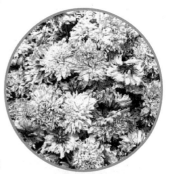

| 制　　法 | 将上述诸药支除杂质，研为粗末，装入药袋中，扎紧药袋封口，置于洁净容器中，加入白酒，密封5~7日，开封后取药袋，澄清后取酒液即成。 |

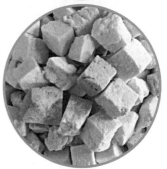

| 功　　效 | 清热明目，平肝熄风。 |

| 主　　治 | 眩晕头痛及目赤肿痛等。 |

| 用法用量 | 每日服用20ml，每日3次。 |

| 来　　源 | 引自《太平圣惠方》。 |

（六）芎归钩藤酒

配　方　川芎、当归、钩藤各100g，菊花50g，白酒5L。

制　法　将上述诸药一同置于洁净容器中，加入白酒，密封，浸泡。每日摇晃1～2次，15～20日后即可取上清液饮用，中途可以加适量冰糖以改善口感。

功　效　养血祛风。

主　治　头部持续眩晕、精神萎靡不振者。

用法用量　口服。每日1～2次，每次30ml左右，或根据酒量进行调整。

来　源　引自《药酒汇编》。

（七）人参大补酒

配　方　人参2g，熟地黄5g，枸杞18g，白酒500ml。

制　法　将上述诸药捣碎或切成薄片，装入药袋中，和白酒一同置于洁净容器中，密封，浸泡。15日后，过滤去渣取液，加入冰糖，即成。

功　效　大补元气，滋肝明目，安神延年。

主　治　身体虚弱、头晕目眩、神经衰弱、腰膝酸软等。

用法用量　口服。日服2次，每次服20ml。

来　源　引自《临床验方集》。

（八）菊花酒

配　方　菊花、枸杞子、巴戟天、肉苁蓉各90g，白酒2L。

制　法　将巴戟天去心，与上述诸药共捣成粗末，装入药袋中，和白酒一同置于洁净容器内，密封，浸泡。7日后添凉开水1.5L。过滤弃药渣，取液装瓶饮用。

功　效　调元气，明耳目，强壮身体。

主　治　元气不足而致耳鸣眩晕、性欲低下、筋骨酸痛、四肢无力等症。

用法用量　口服。每日早、晚各1次，每次空腹温服10～20ml。

来　源　引自《圣济总录》。

（九）益阴酒

配　　方	生地黄15g，女贞子、芝麻仁、枸杞各30g，冰糖50g，白酒1L。
制　　法	将上述诸药捣碎或切成薄片，装入药袋中，置于洁净容器中，加入白酒，密封，置文火上煮沸，取下待冷。浸泡14日后拣去药袋，加入冰糖调味，再兑入白开水250ml，备用。
功　　效	滋肝肾，补精血，益气力，乌须发。
主　　治	头晕目眩、腰膝酸软、肾虚遗精、须发早白、肠燥便秘。
用法用量	口服。日服3次，每次饭前服10～20ml。
来　　源	引自《药酒汇编》。

注意事项

（1）眩晕患者要注意饮食起居，调摄寒温，避免过度疲倦。

（2）定期测量血压，戒烟酒，慎房事，保持心情舒畅，避免精神刺激。

（3）饮食宜清淡，少食多餐。

（4）眩晕发作时，宜平卧闭目，须保持环境安静。

（5）若眩晕反复发作者，不宜高空或水上作业。

（6）高血压者如突发眩晕，应考虑中风的先兆。

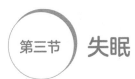

第三节　失眠

失眠是由于情志、饮食内伤，病后及年迈，禀赋不足，心虚胆怯等病因，引起心神失养或心神不安，从而导致经常不能获得正常睡眠为特征的一类病证，主要表现为睡眠时间、深度的不足以及不能消除疲劳、恢复体力与精力，轻者入睡困难，或寐而不酣，时寐时醒，或醒后不能再寐，重则彻夜不寐。失眠是临床常见病证之一，虽然不属于危重疾病，但常妨碍人们正常生活、工作、学习和健康，并且能够加重或诱发心悸、胸痹、眩晕、头痛、中风病等病证。失眠的病因虽多，但以情志、饮食或气血亏虚等内伤病因居多，由这些病因引起心、肝、胆、脾、胃、肾的气血失和，阴阳失调，其基本病机以心血虚、胆虚、脾虚、肾阴亏虚进而导致心失所养及由心火偏亢、肝郁、痰热、胃失和降进而导致心神不安两方面为主，其病位在心，但与肝、胆、脾、胃、肾的关系密切。

临床表现

失眠以睡眠时间不足，睡眠深度不够及不能消除疲劳、恢复体力与精力为主要证候特征。其中睡眠时间不足者，一般可表现为入睡困难，夜寐易醒，醒后难以再睡，严重者甚至彻夜不寐。睡眠深度不够者，通常表现为夜间时醒时寐，寐则不酣，或夜寐梦多。由于睡眠时间及深度质量的不够，致使醒后不能消除疲劳，通常表现为头晕、头痛、神

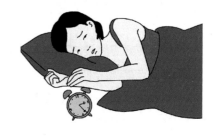

疲乏力、心悸、健忘，甚至心神不宁等。由于个体差异，对睡眠时间和质量的要求亦不相同。因此，临床判断失眠不仅要根据睡眠的时间和质量，更重要的是以能否消除疲劳、恢复体力与精力为依据。

1. 心火偏亢

心烦不寐，躁扰不宁，怔忡，口干舌燥，口舌生疮，舌尖红，小便短赤，苔薄黄，脉细数。

2. 肝郁化火

急躁易怒，不寐多梦，甚至彻夜不眠，伴有头晕头胀，目赤耳鸣，口干而苦，便秘溲赤，舌红苔黄，脉弦而数。

3. 痰热内扰

不寐，胸闷心烦，泛恶，嗳气，伴有头重目眩，口苦，舌红苔黄腻，脉滑数。

4. 胃气失和

不寐，脘腹胀满，胸闷嗳气，嗳腐吞酸，伴有恶心呕吐，大便不爽，舌苔腻，脉滑。

5．阴虚火旺

心烦不寐，心悸不安，腰酸足软，伴头晕，耳鸣，健忘，遗精，口干津少，五心烦热，舌红少苔，脉细而数。

6．心脾两虚

多梦易醒，心悸健忘，神疲食少，头晕目眩，伴有四肢倦怠，面色少华，舌淡苔薄，脉细无力。

7．心胆气虚

心烦不寐，多梦易醒，胆怯心悸，触事易惊，伴有气短自汗，倦怠乏力，舌淡，脉弦细。

药酒疗法

（一）地黄酒（一）

配　　方	熟地黄250g，沉香5g，枸杞子1.2kg，纯粮食白酒3.5L。
制　　法	补肝肾，益精血。
功　　效	将地黄、沉香捣碎，与枸杞子一同放入洁净容器中，加入白酒后密封，浸泡10日即可。
主　　治	眩晕、腰膝酸痛、耳聋耳鸣、面色不华、失眠多梦等症。
用法用量	口服。每晚睡前服15～30ml。
来　　源	引自《药酒汇编》。

（二）茯苓酒

配　　方	茯苓60g，白酒500ml。
制　　法	将茯苓切碎，置于洁净容器中，加入白酒，每日振摇1～2次，密封浸泡7日，去渣留液。
功　　效	健脾益气，宁心安神。
主　　治	病后脾虚，痰湿重着，健忘失眠，肌肉沉重、麻木，身体消瘦，小便不利；老年性水肿，冠心病，心前区隐

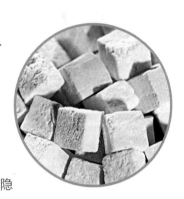

痛，慢性泄泻，慢性胃炎，肥胖症。

用法用量 睡前口服。每日2次，每次10～30ml。

注意事项 精液易滑出及阴虚津枯者忌服。

来　源 引自《饮膳正要》。

（三）百益长春酒

配　方 党参、生地黄、茯苓各4.5g，白芍、当归、白术、红曲各3g，川芎1.5g，桂花25g，龙眼肉12g，冰糖75g，白酒750ml。

制　法 将上述诸药粗碎，置于洁净容器中，加入白酒，每日振摇1～2次，密封浸泡5日，去渣留液，入冰糖溶解。

功　效 健脾益气，养心补血。

主　治 心脾两虚，气血不足，乏力少气，食少腹胀，失眠，面色少华；肢体不遂。

用法用量 口服。不拘时候，随量饮用。

来　源 引自《中国医学大辞典》。

（四）枸杞百合酒

配　方 枸杞子250g，熟地黄、黄精各50g，远志、百合各25g，白酒5L，白砂糖500g。

制　法 将上述诸药研末，置于洁净容器中，加入白酒，密封，隔水用文火蒸至酒液沸腾，候冷，每日振摇1～2次，密封浸泡30～40日，去渣留液，加白砂糖溶解。

功　效 补益肝肾，养血填精，健脾益肺。

主　治 肝肾亏虚，腰膝酸软，头昏耳鸣，失眠多梦，心悸怔忡，口干津少，虚劳羸瘦，面色少华。

用法用量 口服。每日2次，每次10～15ml。

注意事项 痰湿内盛者忌服。

来　源 引自《新编中成药》。

（五）杞枣香橼酒

配　方 枸杞子45g，酸枣仁30g，五味子25g，香橼20g，何首乌18g，大枣15枚，白酒1L。

制　法　将上述诸药粗碎，置于洁净容器中，加入白酒，每日振摇1~2次，密封浸泡7日，去渣留液。

功　效　补血养心，养肝安神。

主　治　心肝血虚，心烦失眠，健忘多梦，神经衰弱，头晕目眩。

用法用量　睡前口服。每日1次，每次20~30ml。

注意事项　大便溏泄者忌服，忌用铁器浸酒。少数人服用何首乌可出现肝损害、皮肤过敏、眼部色素沉着、腹痛、泄泻等症状，应当立即停用。

来　源　引自《中国中医独特疗法大全》。

（六）合欢皮酒

配　方　合欢皮100g，黄酒500ml。

制　法　将合欢皮粗碎，置于洁净容器中，加入黄酒，每日振摇1~2次，密封浸泡14日，去渣留液。

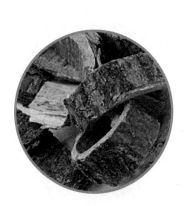

功　效　安神健脑，消肿止痛。

主　治　失眠，头痛，咳嗽，眩晕，神经衰弱，跌打损伤，伤口痛。

用法用量　口服。每日2次，每次15~20ml。

来　源　引自《中国民间百病良方》。

（七）熟地首乌枸杞酒

配　方　熟地黄240g，何首乌、枸杞子、薏苡仁各120g，当归、龙眼肉各90g，檀香9g（或沉香末3g），白酒15L。

制　法　将上述诸药粗碎，置于洁净容器中，加入白酒，每日振摇1~2次，密封浸泡10日，去渣留液，入檀香末混匀。

功　效　滋阴养血，填精益髓，健脾安神。

主　治　失眠症，经常性睡眠困难，难以入睡，或睡中易醒，醒后无清新感，精神不振，甚至通宵不能入睡。

用法用量　睡前温饮。每日1次，每次3ml。

注意事项 忌用铁器浸酒。少数人服用何首乌可出现肝损害、皮肤过敏、眼部色素沉着、腹痛、泄泻等症状，应当立即停用。

来　　源 引自《惠直堂经验方》。

（八）莲子酒

配　　方 莲子100g，白酒1L。

制　　法 将莲子去皮，粗碎，置于洁净容器中，加入白酒，每日振摇1～2次，密封浸泡15日。去渣留液。

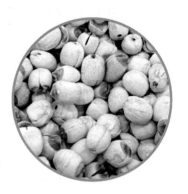

功　　效 养心安神，健脾止泻，补肾固精。

主　　治 心肾不交或心肾两虚，心悸失眠，虚烦，遗精，尿频，白浊，白带过多，脾虚泄泻。

用法用量 口服。每日2次，每次20ml。

注意事项 便秘、瘤积、疟疾、表证者忌用。

来　　源 引自《大众四季饮膳》。

（九）黄精壮身酒

配　　方 黄精50g，何首乌、枸杞子、酸枣仁各25g，白酒500ml。

制　　法 将上述诸药捣碎，置于洁净容器中，加入白酒，每日振摇1～2次，密封浸泡60日，去渣留液。

功　　效 补益肝肾，健脾益胃，滋阴养血，安神定志。

主　　治 头晕失眠，食欲不振，腰膝酸痛，体衰力乏。

用法用量 口服。每日2次，每次25ml。

注意事项 忌用铁器浸酒。少数人服用何首乌可能出现肝损害、皮肤过敏、眼部色素沉着、腹痛、泄泻等症状，应当立即停用。

来　　源 引自《药酒汇编》。

注意事项

（1）养成良好的生活习惯，如按时睡觉，不经常熬夜，睡前不饮浓茶、咖啡，忌抽烟等。

（2）注意精神调摄，做到喜恶有节，解除忧思焦虑，保持心情舒畅。

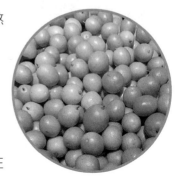

（3）失眠患者在每日饮食中应当多吃清淡而富有营养的食物，例如奶类、谷类、蛋类、鱼类、冬瓜、菠菜、苹果、橘子等，保证摄入充足的维生素C、维生素E等营养素。

（4）在生活中要注意补充足够的水分。

第四节　神经衰弱

神经衰弱是一种常见的神经病症，患者以脑力劳动者居多。多数患者体质羸弱，失眠，多梦，情绪不稳，烦躁易怒，倦怠无力，头昏脑涨，记忆减退，消化不良，便秘或腹泻，注意力不能集中，头痛等。男性患者有遗精、阳痿及早泄；女性患者有月经不调、性功能减退等症状。

与神经衰弱发病有关的精神因素包括工作和学习过度紧张、忙乱，休息和睡眠长期无规律，思想矛盾持久不能解决，以及伴随这些因素的思想负担和不愉快情绪。另外，贫血、脑供血不足、脑外伤史、躯体有消耗性疾病也会增加神经衰弱发生的倾向。因此，个性有缺陷，有慢性躯体疾病者，在外界的某些不良因素影响下容易发生神经衰弱。

本病属中医学"不寐""郁证"范畴。

临床表现

多数神经衰弱患者体质较弱，面色萎黄，唇舌色淡，精神困倦，自觉躯体易疲劳，失眠，多梦，情绪不稳，烦躁易怒，倦怠无力，头昏脑涨，记忆力减退，食欲不振，消化不良，便秘或腹泻，注意力不集中，头痛，头晕，工作紧张时可昏倒等。男性患者常伴有性欲减退，遗精、阳痿及早泄；女性患者有月经不调、性功能减退等症状。

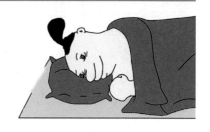

1．心肾不交型

烦躁失眠，头晕耳鸣，腰酸梦遗，舌红，脉细数。

2．心脾两虚型

心悸健忘，纳呆腹胀，失眠多梦，大便稀薄，肢倦神疲，舌淡，脉细弱。

3．肝郁化火型

失眠易惊，急躁易怒，尿黄便干，头昏脑涨，舌红，苔黄，脉弦数。

药酒疗法

（一）人参果长寿酒

配　　方　人参果5个，白酒1L。

制　　法　将人参果洗净捣碎，装入药袋中扎紧药袋口，置于洁净容器中，倒入白酒浸泡密封，7日后取出药袋，压榨药袋挤出药液，将药液和药酒混匀，去渣取液即可。

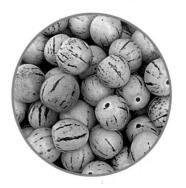

功　　效　缓解神经衰弱、头昏、失眠。

主　　治　肾虚所致的须发早白、不思饮食等症。

用法用量　口服。每次饮服20ml，每日2次。

来　　源　引自《陕甘宁青中草药选》。

（二）手掌参浸酒

配　　方	手掌参、党参各30g，黄精69g，白酒1L。
制　　法	将上述诸药洗净晒干，切碎后和白酒一同置于洁净容器中，密封浸泡。30日后过滤去渣取液即可。
功　　效	益气，安神。
主　　治	身体虚弱、神经衰弱、阳痿、久泻等症。
用法用量	口服。每次服20ml，每日2次。
来　　源	引自《陕甘宁青中草药选》。

（三）丹参枸杞酒

配　　方	丹参、枸杞子200g，米酒1L。
制　　法	将丹参、枸杞子洗净晒干，切碎成粗末，装入药袋中扎紧药袋口，置于洁净容器中，加入米酒浸泡密封，7日后取出药袋，压榨药袋挤出药液，将药液和药酒混合，去渣取液即可。
功　　效	宁神养血。
主　　治	可缓解癫痫、神经衰弱、脑震荡后遗症、头痛失眠等。
用法用量	口服。每次饮服30ml，每日3次。
来　　源	引自《太平圣惠方》。

（四）人参花酒

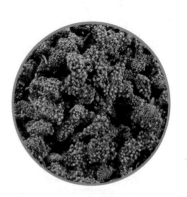

配　　方	人参花100g，白酒1L。
制　　法	将人参花洗净晒干，和白酒一同置于洁净容器中，密封浸泡。经常晃动，15日后即成。
功　　效	补虚，兴奋。
主　　治	神经衰弱。
用法用量	口服。每次饮服30ml，每日2次。服用本品时忌服萝卜。
来　　源	民间验方。

（五）合欢皮酒

配　方	合欢皮100g，黄酒500ml。
制　法	将合欢皮洗净、晒干，掰碎浸入黄酒中，密闭，置于阴凉处。每日振摇2次，14日后开封过滤即成。
功　效	安神健脑，止痛消肿。
主　治	健忘、神经衰弱、失眠头痛、跌打摔伤、伤口疼痛等症。
用法用量	口服。每次饮服20ml，每日2次。
注意事项	溃疡病及胃炎患者慎服，风热自汗、外感不眠者禁服。
来　源	引自《民间百病良方》。

（六）十二红药酒

配　方	甘草、红花各10g，山药、龙眼肉、当归各30g，大枣80g，续断、熟地黄各60g，党参、杜仲、茯苓、制首乌各400g，黄芪、牛膝各50g，白酒4L，砂糖800g。
制　法	将上述诸药捣成粗末，一同放入酒坛中，加入白酒搅拌，密封浸泡15～20日，去渣留酒液。
功　效	补气养血，开胃健脾。
主　治	神经衰弱，耳鸣目眩，惊悸健忘，胃口欠佳。
用法用量	口服。一次20～30ml，早晨及临睡前各服1次。
来　源	引自《江苏省药品标准》。

注意事项

（1）注意调整情绪，保持心情愉快。

（2）起居和饮食要有规律性，加强体育锻炼，多参加有益的社会活动。

（3）忌食甜食，甜食可使神经系统兴奋，食用后会增加大脑兴奋度，加重病情。

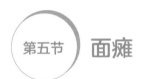

第五节　面瘫

面瘫即面神经麻痹，以口眼向一侧歪斜为主症的一种常见病，任何年龄、任何季节都可发病，俗称口眼喝斜。据调查显示，自主神经功能不稳定，心理因素是导致面瘫的因素之一，有相当一部分患者发病前存在身体疲劳、精神紧张、睡眠不足或身体不舒服等情况。本病起病急，多在感染风寒或病毒感染后、晨起时发现口角偏向健侧，一侧面部呆滞、麻木、瘫痪，表现出不能皱眉、鼓腮漏气、眼睑不能闭合、额纹消失等症状。

临床表现

面瘫患者多表现为病侧面部表情肌瘫痪，前额皱纹消失、眼裂扩大、鼻唇沟平坦、口角下垂。在微笑或露齿动作时，口角下坠及面部歪斜更为明显。病侧不能作皱额、蹙眉、闭目、鼓气和噘嘴等动作。鼓腮和吹口哨时，因患侧口唇不能闭合而漏气。进食时，食物残渣常滞留于病侧的齿颊间隙内，并常有口水自该侧淌下。

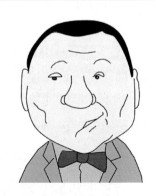

1. 风痰阻络型

突然口眼喝斜，舌淡苔白。

2. 气血两虚型

神疲乏力，气短汗出，纳差便溏，容易感冒，苔薄，脉细软等。

3. 痰湿阻络型

头身困重，纳呆胸痞，咳痰黄白，苔腻，脉滑。

4. 肝风内动型

面赤眩晕，急躁易怒，口干而苦，便秘溲赤，舌红苔黄，脉弦数。

药酒疗法

（一）春风三藤酒

配　　方	常春藤、白鹤藤各15g，钩藤7g，白酒500ml。
制　　法	将上述诸药切碎，置于洁净容器中，加入白酒，每日振摇1~2次，密封浸泡10~20日，去渣留液。
功　　效	祛风止痉。
主　　治	口眼㖞斜（面瘫）。
用法用量	口服。每日2次，每次10~20ml。
来　　源	引自《贵阳民间草药》。

（二）松叶防风酒

配　　方	松叶、防风各250g，白酒1.5L。
制　　法	将上述诸药粗碎，置于洁净容器中，加入白酒，每日振摇1~2次，密封浸泡2日，去渣留液。
功　　效	祛风除湿。
主　　治	口眼㖞斜，语声不出，关节不利。
用法用量	口服。不拘时候，随量饮用，头面出汗为度。
来　　源	引自《圣济总录》。

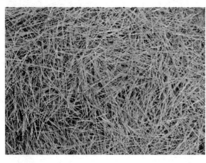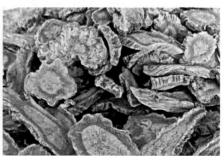

（三）排风酒

配　　方	防风、升麻、桂心、独活、天雄（制）、羌活各30g，仙人掌及根500g，白酒1.5L。

制　　法　将前七味细判，置于容器中，加入白酒，密封，浸泡5～7日后，过滤去渣，即成。

功　　效　祛风湿，助肾阳，清虚热。

主　　治　风劳虚热，头顶攻急，言语错乱，心膈烦闷，四肢拘急，手足酸痛，面神经炎。

用法用量　口服。每次服10～15ml，日服2次。

来　　源　引自《圣济总录》。

注意事项

（1）如正处冬季，外出应戴口罩，避免面部吹风受寒。

（2）患者每天可自己用手按摩瘫痪的面肌，每次5～10分钟，每天3～5次，并可以在局部用毛巾做湿热敷，每次10分钟，每天2次，注意温度不要过高，避免烫伤。另外，患者在恢复期进行面部锻炼，如对镜做鼓腮、皱眉等可缩短病程。

（3）宜温水洗脸，避风寒，可配合患部热敷。

（4）眼睑闭合不全者，每日点眼药水2～3次，以防感染。

（5）治疗期间，忌长时间看电视、电脑，以防用眼过度，导致眼睛疲劳，影响疗效。

第六节　**坐骨神经痛**

坐骨神经痛是指沿坐骨神经分布区域以臀部、大腿后侧、小腿后外侧、足背外侧为主的放射性疼痛。坐骨神经痛多见于中老年男子，以单侧较多，患者首先感到下背部酸痛和腰部僵直，或者在发病前数周，在走路和运动时下肢有短暂的疼痛，后逐步加重而发展为剧烈疼痛。疼痛由腰部、臀部或髋部开始，向下沿大腿后侧、腘窝、小腿外侧和足背扩散，可伴烧灼样或针刺样疼痛，夜间会加重。

临床表现

典型的疼痛是由臀部开始，沿股后侧、腘窝、小腿后外侧面而放射至足背，呈烧灼样或刀割样痛。疼痛持续，常间歇的加剧，夜间更重。翻身、弯腰、蹲坐、行走均感到困难。咳嗽、打喷嚏、用力排便等增加腹压情况下疼痛加剧者，常是根性坐骨神经痛的特点。病程较长者，可导致下肢肌肉萎缩等。

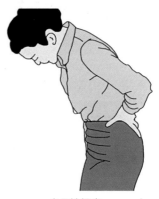

坐骨神经痛

1．寒湿外袭型

下肢拘急疼痛，邪犯足少阳疼痛多沿腰腿外侧放射，邪犯足太阳多沿腰腿后侧放射。遇寒加剧，得热则舒，局部常有冷感，入夜尤甚，或肢体重着不移，伴肌肤不仁。脉沉涩或紧，苔薄白或白腻。

2．肝肾不足型

腰腿酸软乏力，步履困难，筋脉时有牵引拘急；过劳则疼痛加重，卧时痛减，烦躁盗汗，头晕耳鸣，夜尿频多，大便干结，面赤火升。脉细或细数，舌红少苔。

3．气血瘀滞型

病程久长，反复发作或跌仆损伤。疼痛剧烈，痛如针刺或疼痛麻木，按压腰腿后外侧之经线穴点，患肢不可屈伸，多有明显之压痛。脉细涩或沉迟，舌上多见紫色瘀斑。

药酒疗法

（一）活络酒

配　　方　当归、天麻、防风、牛膝、何首乌、独活、石斛、牡蛎、金银花各9g，川芎、秦艽、千年健各15g，川续断、泽泻、杜仲、桑寄生、油松节各12g，狗脊、川厚朴、钻地风、桂枝、甘草各6g，白酒1L。

制　　法　将上述诸药切片，置于洁净容器中，加入白酒，密封，浸泡。15日后即可过滤去渣取用。

功　　效　祛风除湿，通络止痛。

主　　治　坐骨神经痛、陈旧性损伤疼痛等症。

用法用量	口服。日服1~2次，每次服20~30ml。
来　源	引自《实用伤科中药与方剂》。

（二）活血止痛酒

配　方	秦艽、羌活、当归、薏苡仁、伸筋草各20g，木瓜、川牛膝各15g，低度白酒800ml。

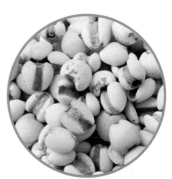

制　法	将上述诸药研末，装入药袋中，置于洁净容器，加入白酒，密封，浸泡。10日后即可过滤去渣取液饮用。
功　效	舒筋镇痛，活血通络。
主　治	坐骨神经痛，遇寒痛剧者。
用法用量	口服。每日早、晚各1次，每次10ml。
来　源	引自《跌打损伤方》。

（三）鸡血藤牛膝酒

配　方	鸡血藤120g，桑寄生、川牛膝各60g，白酒1.5L。
制　法	将上述诸药共研为粗末，装入药袋中，与白酒一同置于洁净容器中，14日后取出药袋，压榨取液，并将药液与药酒混合，静置，过滤即得。
功　效	养血活血，舒筋通络。
主　治	坐骨神经痛、筋骨不舒疼痛、腰膝冷痛、跌打损伤等症。
用法用量	口服。日服2次，每次服20ml。
注意事项	孕妇忌服。
来　源	引自《民间百病良方》。

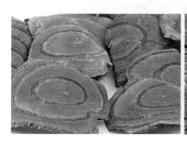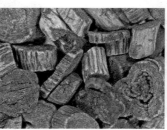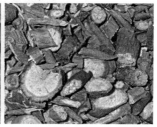

（四）双乌通络散寒酒

配　方　制草乌、制川乌、寻骨风、伸筋草各20g，红花15g，全当归、生黄芪、五加皮各60g，广地龙50g，米酒1.5L。

制　法　将上述诸药切片，与米酒一同置于洁净容器中，密封，浸泡。每日摇晃1~2次，7日后即可过滤去渣取液。

功　效　通络止痛，温经散寒。

主　治　坐骨神经炎。

用法用量　口服。每日早、晚各1次，每次15~20ml。15日为一个疗程，连服1~2个疗程。

注意事项　治疗期间注意避风寒。

来　源　民间验方。

（五）双乌麻黄酒

配　方　生川乌100g，乌梅50g，生麻黄30g，蜂蜜200g，白酒500ml。

制　法　将生川乌加入清水1L煎1个小时后，加入麻黄、乌梅煎30分钟，滤去头汁，加水500ml，煎至250ml，然后将两次汁混合，加入蜂蜜，煎1个小时，加入白酒速取下待凉，备用。

功　效　祛风除湿，散寒止痛。

主　治　坐骨神经痛。

用法用量　口服。初服量宜小，如无毒性反应，则日服3次，夜服1次，每次可根据各人的耐酒量，饮用10~30ml，10~15日为1个疗程。

来　源　引自《民间百病良方》。

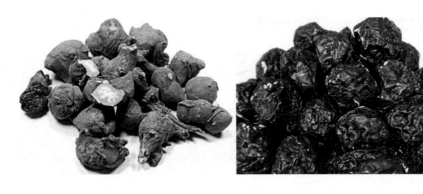

（六）黄芪续断酒

配　　方	黄芪20g，天麻25g，白芍、当归、甘草、续断各15g，白术10g，低度白酒适量。
制　　法	将上述诸药研碎，装入药袋中，与适量白酒一同置于洁净容器中（酒量应淹没药包三横指），密封，浸泡。经7日后取封，去药包备用。
功　　效	祛风湿，补虚。
主　　治	坐骨神经痛，感受风湿之邪兼体虚者。
用法用量	口服。每日1次，每次温饮10～15ml。
来　　源	引自《世医得效方》。

（七）坐骨神经痛酒

配　　方	木香、小茴香各6g，陈皮10g，玄胡12g，川牛膝、穿山甲、独活各5g，甘草3g，白酒500ml。
制　　法	将上述诸药共为细末或切成薄片，装入药袋中，与白酒一同置于洁净容器中，密封，浸泡。7日后即可过滤去渣取液服用。
功　　效	活血化瘀，通络柔筋，祛痹止痛。
主　　治	坐骨神经痛日久痛缓，或巩固疗效之用。
用法用量	口服。每日3次，每次服10～20ml，以饭前服为宜。
来　　源	引自《国医论坛》。

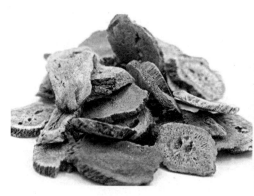
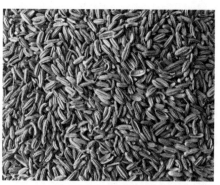

（八）温肾除湿酒

配　　方	秦艽、白茯苓各30g，独活、川牛膝、川芎、杜仲、防风、丹参各15g，低度白酒1L。
制　　法	将上述诸药研细，与白酒一同置于洁净容器中，密封，浸泡。7～10日即可过滤去渣取液，备用。
功　　效	温补肾阳，除湿祛风。
主　　治	坐骨神经痛、肾阳不足，感受风湿者。
用法用量	口服。每日2次，每次空腹饮10～15ml。
来　　源	引自《中医正骨经验概述》。

（九）归健追风散寒酒

配　　方	当归、川牛膝各15g，千年健、追地风、木瓜各10g，白酒1L。
制　　法	将上述诸药切片，与白酒一同置于洁净容器中，密封，浸泡。1昼夜后，再隔水煎至沸3次；或浸泡10日后即可，备用。
功　　效	活血祛风，温经散寒。
主　　治	坐骨神经痛。
用法用量	口服。每日服3次，每次服20～30ml，根据酒量可多可少。服至3～4日时疼痛可能加剧，但以后会慢慢减轻，可使疼痛消失。
来　　源	引自《民间秘方治百病》。

注意事项

（1）注意保暖，防止风寒湿邪侵袭。风寒湿邪能够使气血受阻，经络不通。

（2）防止细菌及病毒感染。细菌或病毒感染既可致发本病，又能加重本病。

（3）饮食有节，起居有常，戒烟限酒，增强体质；积极治疗原发病，病情好转后要配合适当的功能锻炼。

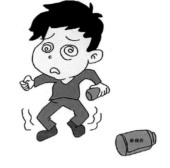

第七节　痫病

痫病是由先天或后天因素，致脏腑受伤，神机受损，元神失控所导致的，以突然意识丧失，发则仆倒，不省人事，两目上视，口吐涎沫，四肢抽搐，或口中怪叫，移时苏醒，醒后一如常人为主要临床表现的一种发作性疾病，又称为"痫证"、"癫痫"、"羊痫风"等。痫病早在《内经》即有论述，称之为"胎病"，属"巅疾"范畴。自新生儿至老年均可发病。本病的病因可以分为先天因素和后天因素。先天因素主要有两方面：一是胎气受损，当在母腹时，母亲或受惊而精却，或过分劳累而体虚导致小儿禀赋不足；二是父母禀赋虚弱或父母本患癫痫导致小儿精气不足。后天因素主要有三方面：一是七情失调；二是由于外感六淫，往往病邪虽去而痫证独留，长久不愈；三是跌仆损伤，瘀血内留成病。

西医学的癫痫包括原发性癫痫和继发性癫痫，出现大发作、小发作、局限性发作、精神运动性发作等不同类型，可参考本病证论治。

临床表现

神机受累引起元神失控，意识丧失，以突然仆倒，昏不知人，两目上视，口吐涎沫，四肢抽搐，项背强直，甚则二便失禁，或发则怪叫，移时苏醒，除疲乏无力外，一如常人。

1. 发作期

（1）阳痫

病发前多伴有眩晕，头痛而胀，胸闷乏力，喜伸欠等先兆症状，或无明显症状，旋即仆倒，不省人事，面色潮红，紫红，继则转为青紫或苍白，口唇青紫，牙关紧闭，两目上视，项背强直，四肢抽搐，口吐涎沫，或喉中痰鸣，或发怪叫，甚则二便自遗。发作后，除感到疲乏、头痛外，一如常人，舌质红，苔白腻或黄腻，脉弦数或弦滑。

（2）阴痫

发病则面色晦暗青灰而黄，手足清冷，双眼半开半合，昏愦，僵卧，拘急，或抽搐时作，口吐涎沫，一般口不啼叫，或声音微小。醒后周身疲乏，或一如常人。舌质淡，苔白腻，脉多沉细或沉迟。

2．休止期

（1）痰火扰神

急躁易怒，心烦失眠，咳痰不爽，口苦咽干，便秘溲黄。发病后，症情加重，甚则彻夜难眠，目赤，舌红，苔黄腻，脉多沉弦滑而数。

（2）风痰闭阻

痫病发病前多伴有眩晕，胸闷，乏力，痰多，心情不悦，舌质淡，苔白腻，脉多弦滑有力。

（3）气虚血瘀

可见头部刺痛，精神恍惚，心中烦急，头晕气短，唇舌紫暗或舌有瘀点、瘀斑，脉弦而涩。

（4）心脾两虚

痫病反复发作不愈，神疲乏力，面色苍白，体瘦，纳呆，大便溏薄，舌质淡，苔白腻，脉沉弱。

（5）肝肾阴虚

痫病频作，神思恍惚，面色晦暗，头晕目眩，两目干涩，耳轮焦枯不泽，健忘失眠，腰膝酸软，大便干燥，舌红苔薄黄，脉沉细而数。

药酒疗法

（一）乌鸦酒

配　　方	乌鸦1只，白酒1.5L。
制　　法	先取出乌鸦胆备用；将乌鸦去毛及内脏，与白酒共置于洁净容器中，密封浸泡20日后可滤出酒服用。药渣可再加米酒继续浸泡。
功　　效	祛风定痫，滋养补虚。
主　　治	癫痫。
用法用量	口服。乌鸦胆可另用100ml米酒冲服。每日服乌鸦酒2次，每次服

100ml。不会饮酒者，可以减量。

来源　引自《动物药验方集成》。

（二）丹砂酒

配方　丹砂（成块者）半两，麝香10g。

制法　将上述诸药研细和匀，用无灰酒2L，于瓷瓶内浸，以慢火煨，时用银筷搅令热。

功效　开窍醒神，活血通经。

主治　心神不定、好登高临险、言语不避亲疏、时时自笑、高声呼叫、举止无常、大便秘、小便赤、解衣露体、不能安虑、虚言妄语、乱说神鬼。

用法用量　每服随患者平时饮酒多少，令至醉，候患者睡着，急用厚衣被盖之，汗出病愈。若患者不能多饮，只用丹砂1分，麝香2.5g，酒1L，制如前法，时时饮之。

注意事项　本酒不宜多服、久服。肝肾功能不正常者慎用，高血压患者亦应慎用。

来源　引自《圣济总录》。

（三）除痫酒

配方　天麻72g，炙甘草、淡全虫、石菖蒲各60g，当归150g，胆南星21g，白酒1.5L。

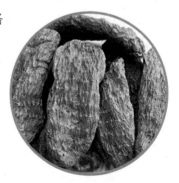

制法　将上述诸药捣为粗末或切成薄片，置于洁净容器中，加入白酒，密封，浸泡7日后，过滤去渣，即成。

功效　祛风活血，化痰止痉，清心开窍。

主治　癫痫。

用法用量　口服。每次空腹服20～40ml，日服3次。

来源　引自《临证见解》。

（四）芜菁酒

配方　芜菁、巴豆、斑蝥（去翅足）各10g，附子、踯躅、细辛、乌头、干姜、桂心、蜀椒、天雄、黄芩各30g，低度白酒1L。

| **制　　法** | 将上述诸药捣碎，置于容器中，加入白酒，密封，浸泡10日后，过滤去渣，即成。 |

功　　效　温肾散寒，搜风通络，通便泻火。

主　　治　百病风邪狂走，小腹肿，癥瘕霍乱，中恶飞尸遁注，暴症伤寒，中风湿冷，头痛身重诸病，寒热风虚及头风等症。

用法用量　口服。每次服5～15ml，以知为度，日服2次。若服后口苦烦闷，可饮水1L解之。

注意事项　以知为度，切忌过量。

来　　源　引自《千金翼方》。

注意事项

（1）做好优生优育。

（2）平日生活应当避免劳欲过度，保持心情舒畅，饮食适宜，多吃蔬菜和水果，禁止吸烟饮酒。

（3）睡眠要充足且有规律，不能熬夜。

（4）本病患者不宜从事高空、驾驶及水上等工作，生活中也应注意安全，以防意外。

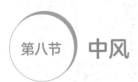

第八节　中风

中风病是由于正气亏虚，饮食、情志、劳倦内伤等引起气血逆乱，产生风、火、痰、瘀，导致脑脉痹阻或血溢脑脉之外为基本病机，以突然昏仆、半身不遂、口舌㖞斜、言语謇涩或不语、偏身麻木为主要临床表现的病证。根据脑髓神经受损程度的不同，有中经络、中脏腑之分，有相应的临床表现。本病多见于中老年人。四季皆可发病，但以冬春两季最为多见。中风病严重危害着人类健康，死亡率高，致残率高。

临床表现

脑脉痹阻或血溢脑脉之外所引起的脑髓神经受损是中风病的证候特征。中风病的主症为神昏、半身不遂、言语謇涩或不语、口舌㖞斜、偏身麻木；次症见头痛、眩晕、呕吐、二便失禁或不通、烦躁、抽搐、痰多、呃逆。舌象可以表现为舌强、舌歪、舌卷，舌质暗红或红绛，舌有瘀点、瘀斑；苔薄白、白腻、黄或黄腻；脉象多弦，或弦滑、弦细，或结或代等。

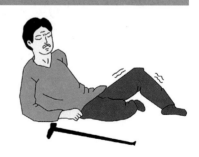

1．中经络

（1）风痰瘀血，痹阻脉络

半身不遂，口舌㖞斜，舌强言謇或不语，偏身麻木，头晕目眩，舌质暗淡，舌苔薄白或白腻，脉弦滑。

（2）肝阳暴亢，风火上扰

半身不遂，偏身麻木，舌强言謇或不语，伴有口舌㖞斜，眩晕头痛，面红目赤，口苦咽干，心烦易怒，尿赤便干，舌质红或红绛，脉弦有力。

（3）痰热腑实，风痰上扰

半身不遂，口舌㖞斜，言语謇涩或不语，偏身麻木，腹胀便干便秘，头晕目眩，咳痰或痰多，舌质暗红或暗淡，苔黄或黄腻，脉弦滑或偏瘫侧脉弦滑而大。

（4）气虚血瘀

半身不遂，口舌㖞斜，口角流涎，言语謇涩或不语，偏身麻木，面色㿠白，气短乏力，心悸，自汗，便溏，手足肿胀，舌质暗淡，舌苔薄白或白腻，脉沉细、细缓或细弦。

（5）肝阳上亢

半身不遂，口舌㖞斜，舌强言塞或不语，偏身麻木，烦躁失眠，伴有眩晕耳鸣，手足心热，舌质红绛或暗红，少苔或无苔，脉细弦或细弦数。

2．中腑脏

（1）痰热内闭清窍（阳闭）

起病骤急，神昏或昏愦，半身不遂，鼻鼾痰鸣，肢体强痉拘急，项背身热，躁扰不宁，甚则手足厥冷，频繁抽搐，偶可见呕血，舌质红绛，舌苔黄腻或干腻，脉弦滑数。

（2）痰湿蒙塞心神（阴闭）

素体阳虚，突发神昏，半身不遂，肢体松懈，瘫软不温，甚则四肢逆冷，面白唇暗，痰涎壅盛，舌质暗淡，舌苔白腻，脉沉滑或沉缓。

（3）元气败脱，神明散乱（脱证）

突然神昏或昏愦，肢体瘫软，手撒肢冷汗多，重则周身湿冷，二便失禁，舌痿，舌质紫暗，苔白腻，脉沉缓、沉微。

药酒疗法

（一）仙灵天麻酒

配　　方　仙灵脾、天麻、川芎、天雄、独活、牛膝、五加皮、山萸肉、萆薢、狗脊、海桐皮、苍耳子、川椒、牛蒡子各50g，狗骨250g，石斛75g，桂心75g，当归75g，白酒10L。

制　　法　将上述诸药研成颗粒状，装入药袋中，与白酒一同置于洁净容器中，密封，浸泡。10日后即可取上清液饮用。常令酒气相续，其酒饮用500ml，则加入500ml，以药味淡薄即止。

功　　效　补肾，祛风，通络。

主　　治　中风，半身不遂，肢体关节疼痛无力。

用法用量　口服。每日不计时服，温酒饮一小盅。

来　　源　引自《太平圣惠方》。

（二）黑豆酒

配　　方　黑豆125g，黄酒1L。

制　　法　将黑豆用文火炒焦，倒入黄酒装入瓶中，密封，浸泡。7日后过滤去渣取液，即可饮用。

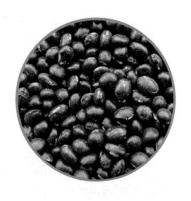

功　　效　破血祛风，补肾利水，止痛。

主　　治　男子中风口㖞、阴毒腹痛及小便尿血，妇人产后一切中风诸病、腰痛、口噤不开等症。

用法用量　口服。每日服3次，每次30ml。

来　　源　引自《药酒汇编》。

（三）息风止痉酒

配　　方	天麻、钩藤各15g，羌活、防风各10g，黑豆（炒）30g，黄酒（或米酒）200ml。
制　　法	将上述诸药研为粗末，装入药袋中，和黄酒一同置于洁净容器中，密封，置火上烧沸即止。过滤去渣，候温，备用。
功　　效	息风止痉。
主　　治	中风口噤、四肢强直、角弓反张，肌肤麻木不仁。
用法用量	口服。每日1剂，分2次服或徐徐灌服。
来　　源	引自《民间百病良方》。

（四）石斛附子活血酒

配　　方	石斛60g，制附子、牛膝、桂心、茵陈、川芎、羌活、熟地黄各30g，白酒1L。
制　　法	将上述诸药粗碎，装入药袋中，与白酒一同置于洁净容器中，加盖密封，14日后开启，去掉药袋，过滤后即可服用。
功　　效	滋阴养肾，祛风活络，活血。
主　　治	产后中风、四肢缓弱、举体不仁者。
用法用量	口服。不拘时候，每次温服10ml。
来　　源	民间验方。

（五）复方黑豆酒

配　　方	黑豆250g，丹参、桂枝、制川乌各150g，黄酒3L。
制　　法	将黑豆炒熟，趁热投入酒中，将余3味药粗碎，和黄酒一同置于洁净容器中。密封，用灰火煨，常令其热，待酒约减半，即去渣取酒，备用。
功　　效	活血祛瘀，利湿除痹，温经通络。
主　　治	中风后半身不遂。
用法用量	口服。每日早、中、晚及临睡时各温服20～30ml。
来　　源	民间验方。

（六）桂枝独活酒

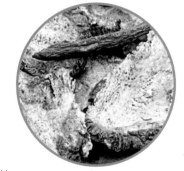

配　　方	桂枝6g，独活12g，黄酒100ml。
制　　法	将上述诸药研细，置于黄酒中，煮取70ml，去渣，即可饮用。
功　　效	祛风通络，温和血脉。
主　　治	中风四肢厥逆、口噤不开等症。
用法用量	口服。每日服升剂，分3次饮尽，温热饮。
来　　源	引自《肘后备急方》。

（七）二活川芎酒

配　　方	羌活、独活各15g，川芎20g，黑豆30g，大麻仁30g，米酒200ml。
制　　法	将上述诸药精加工，捣碎为末，置于净瓶中，加入米酒浸泡，密封21日后开启，过滤去渣留溶剂化物备用。
功　　效	祛风，活血，解痉。
主　　治	中风初得，颈项强直，肩背酸痛，肢体拘急，时有恶风，发热。
用法用量	口服。每日早、晚各1次，每次饮服10～25ml。
来　　源	引自《圣济总录》。

注意事项

（1）生活要有规律，注意劳逸适度，重视进行适宜的体育锻炼。

（2）避免过食肥甘厚味、烟酒及辛辣刺激食品。

（3）保持心情舒畅，稳定情绪，避免七情伤害。

（4）急性期患者宜卧床休息，尤其是脏腑患者要密切观察病情，重点注意神志、瞳神、气息、脉象等情况，以了解闭、脱的转化。

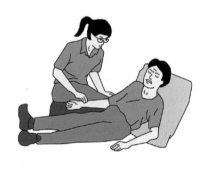

（5）保持呼吸道通畅和肠道的通畅。

（6）防止肺部、口腔、皮肤、会阴等部位感染。

（7）病情稳定后，可配合推拿及功能训练，并指导患者自我锻炼，促进患肢功能的恢复。

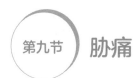

第九节　胁痛

胁痛是以胁肋部疼痛为主要表现的一种肝胆病证。胁，指侧胸部，为腋以下至第十二肋骨部位的统称。《医宗金鉴·卷八十九》指出："其两侧自腋而下，至肋骨之尽处，统名曰胁。"《医方考·胁痛门》谓："胁者，肝胆之区也。"胁痛主要责之于肝胆，因肝居于胁下，其经脉循行两胁，胆附于肝，与肝呈表里关系，其脉亦循于两胁。肝为刚脏，主疏泄，性喜条达；主藏血，体阴而用阳。若情志不舒，饮食不节，劳倦过度，久病耗伤，或外感湿热等病因，累及肝胆，导致气滞、血瘀、湿热蕴结，肝胆疏泄不利，或肝阴不足，络脉失养，即可以引起胁痛。

临床表现

本病以胁肋部疼痛为主要特征，其痛或发于一侧，或同时发于两胁。疼痛性质可以表现为胀痛、窜痛、刺痛、隐痛，多为拒按，间有喜按者。通常反复发作，一般初起疼痛较重，久之则胁肋部隐痛时发。

1. 肝气郁结

胁肋胀痛，走窜不定，甚则连及胸肩背，情志不舒则痛增，胸闷，善太息，得嗳气则舒，饮食减少，脘腹胀满，舌苔薄白，脉弦。

2. 瘀血阻络

胁肋刺痛，痛处固定且拒按，疼痛持续不已，入夜尤甚，或胁下有积块，或面色晦暗，舌质紫暗，脉沉弦。

3. 湿热蕴结

胁肋胀痛，触痛明显而拒按，或可引及肩背，常伴有脘闷纳呆，恶心呕吐，厌食油腻，口干口苦，腹胀尿少，或有黄疸，舌苔黄腻，脉弦滑。

4. 肝阴不足

胁肋隐痛，绵绵不已，遇劳加重，口干咽燥，两目干涩，心中烦热，头晕目眩，舌红少苔，脉弦细数。

药酒疗法

（一）猪膏酒

配　　方	猪膏100g，生姜汁20ml，白酒100ml。
制　　法	将猪膏与生姜汁混合，用慢火煎至减半，加入白酒混匀，滤过即成。
功　　效	开胃健脾，温中通便。
主　　治	头晕目眩、胁肋胀满疼痛等症。
用法用量	口服。每日早晨、中午和晚上临睡前各服1次，每次空腹温服30ml。
注意事项	高脂血症患者忌服本品。
来　　源	引自《备急千金要方》。

（二）蟹壳酒

配　　方	蟹壳30g，红糖10g，黄酒100ml。
制　　法	将蟹壳焙焦研成粉末，用红糖调匀，加入热黄酒。
功　　效	祛瘀消积。
主　　治	瘀血停着型胁痛。
用法用量	口服。每日1剂，分2次服用。
来　　源	引自《民间百病良方》。

（三）香附根酒

配　　方	香附根60g，白酒250ml。
制　　法	将香附根洗净切碎，用水煎煮后过滤去渣取液，加入白酒，浸泡7日即可。
功　　效	疏肝理气，调经止痛，和胃宽中。
主　　治	肝气郁结型肝郁胁痛、经期腹痛、脘腹胀痛等症。
用法用量	口服。每次20ml，每日3次。
来　　源	引自《中国医学大辞典》。

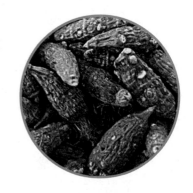

（四）柴胡黄芩酒

配　　方　蒲公英30g，柴胡10g，黄芩15g，炒枳壳10g，甘草3g，黄酒500ml。

制　　法　将上述诸药洗净晒干，切碎成粗末，装入药袋中，置于洁净容器中，倒入黄酒浸泡密封，3日后取出药袋，压榨药袋挤出药液，将药液和药酒混合，去渣取液即可。

功　　效　清热利湿、止痛消肿。

主　　治　能治疗肝胆湿热型胁痛。

用法用量　口服。每次饮服10ml，每日3次。

来　　源　民间验方。

（五）益气左金汤酒

配　　方　白术、陈皮各10g，黄连5g，吴茱萸（泡）2g，黄酒60ml。

制　　法　将上述诸药洗净，加入黄酒煎至1碗。

功　　效　疏肝理气，泻火降逆。

主　　治　肝火胁痛。

用法用量　口服。分2次服完。

来　　源　引自《医宗金鉴》。

注意事项

（1）胁痛辨证属于肝阴不足者，应注意休息，劳逸结合，多食蔬菜、水果、瘦肉等清淡而富有营养的食物。

（2）胁痛辨证属于湿热蕴结者，尤应注意饮食，要忌酒，忌辛辣肥甘之食物，生冷不洁之品也应注意。

（3）精神愉快，情绪稳定，气机条达，对预防与治疗有着重要的作用。

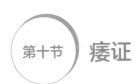

第十节 痿证

痿证是指外感或内伤，使精血受损，肌肉筋脉失养以致肢体弛缓、软弱无力，甚至日久不用，引起肌肉萎缩或瘫痪的一种病证。痿者萎也，枯萎之义，即指肢体痿弱，肌肉萎缩。凡是手足或其他部位的肌肉痿弱无力，弛缓不收者，均属于痿病范畴。由于多发生在下肢，故又有"痿躄"之称。痿病的病因很广泛，外感、内伤均可导致痿病，其病机则为热伤肺津，津液不布；湿热浸淫经络，气血不运；脾胃受损，气血精微生化不足；肝肾亏损，髓枯筋痿。《证治汇补·痿躄》记载："内热成痿，此论病之本也，若有感发，必因所挟而致。"

西医学的感染性多发性神经炎、运动神经元病、重症肌无力、肌营养不良等病，符合本病证候特征者，可参考本病证论治。

临床表现

痿证以筋脉弛缓，肢体肌肉软弱无力，不能随意活动，甚至肌肉萎缩或瘫痪为主要证候特征。由于因证不同，临床表现也各异。有急性起病，进行性加重者；有缓慢发病者；有时轻时重，周期性发作者；有睡卧后发作者；有疲劳后发病者；有以女性患者多见，有以男性患者为主者；有一般以下肢发病多见，也有见于上肢、肩背者，有影响窍隧，难于张口、睁目者，甚至瘫痪于床者；有以肢体近端肌肉弱于远端者，或以肢体远端肌肉弱于近端者。初则仅为肌肉软弱无力，久则肌肉萎缩不用。

1. 肺热津伤

病起于发热之时，或热退后突然肢体软弱无力，皮肤枯燥，心烦口渴，咽干咳呛少痰，小便短少，大便秘结，舌红苔黄，脉细数。

2. 湿热浸淫

四肢痿软，肢体困重，伴有微肿麻木，多见于下肢，或足胫热蒸，或发热，胸脘痞闷，小便赤涩；舌红苔黄腻，脉细数而濡。

3. 脾胃亏虚

肢体痿软无力日重，食少纳呆，腹胀便溏，面浮不华，神疲乏力，舌淡，舌体胖大，苔薄白，脉沉细或沉弱。

4. 肝肾亏损

发病缓慢，四肢痿弱无力，腰脊酸软，不能久立，或伴有眩晕、耳鸣、遗精早泄，或月经不调，甚至步履全废，腿胫大肉渐脱，舌红少苔，脉沉细数。

药酒疗法

（一）枸杞根酒

配　　方 枸杞根250g，白酒1L。

制　　法 将枸杞根切碎或切成薄片，入布袋，置于洁净容器中，加入白酒，密封，浸泡7天后，过滤去渣，即成。

功　　效 舒筋柔肝。

主　　治 脚膝瘦弱、体内久积风毒、肩膊胸背疼痛、妇女产后头晕目眩。

用法用量 口服。不拘时，每次温服15ml，渐加至20ml。酒尽后再添酒，味薄即止。

来　　源 引自《百病中医药酒疗法》。

（二）杜仲独活酒

配　　方 制杜仲50g，淫羊藿20g，独活、怀牛膝、制附子各15g，白酒1L。

制　　法 将上述诸药捣成粉末或切成薄片，入布袋，置于洁净容器中，加入白酒，密封，每日振摇数下，浸泡14天后，过滤去渣，即成。

功　　效 温补肝肾，强壮筋骨，祛风除湿。

主　　治 足膝无力、筋骨疲软、腰腹冷痛，以及周身骨节疼痛。

用法用量 口服。每次服10～20ml，日服3次。

来　　源 引自《药酒汇编》。

（三）海桐皮枳壳酒

| 配　　方 | 海桐皮、牛膝、五加皮、独活、防风、杜仲（炒）、枳壳各60g，生地黄75g，白术30g，薏苡仁30g，白酒1.5L。 |

配　　方　海桐皮、牛膝、五加皮、独活、防风、杜仲（炒）、枳壳各60g，生地黄75g，白术30g，薏苡仁30g，白酒1.5L。

制　　法　将上述诸药细切，入布袋，置于洁净容器中，加入白酒，密封，浸泡7～14天后，过滤去渣，即成。

功　　效　祛风除湿，补肾壮骨。

主　　治　湿痹。手足痿软、筋脉挛急、肢节痛无力、不能行走。

用法用量　口服。每次服10ml，日3夜1，常令酒气熏熏，百日步履如故。

来　　源　引自《普济方》。

（四）当归酒

配　　方　当归100g，鸡血藤50g，川红花5g，白酒1L。

制　　法　将上述诸药切碎，与红花同置于洁净容器中，加入白酒，密封，浸泡10～14天后，过滤去渣，即成。

功　　效　活血通络。

主　　治　筋骨瘦弱、疼痛及妇女月经不调。

用法用量　口服。每次服15～25ml，日服2次。

来　　源　引自《中国药酒配方大全》。

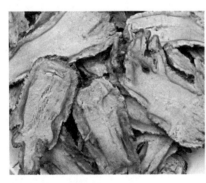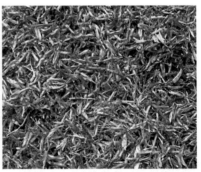

注意事项

（1）忌食海鲜、羊肉、狗肉、辣椒、茶叶、咖啡、生冷、辛辣性食物及烟酒等刺激性食物。

（2）饮食宜高蛋白、富含维生素、钙、锌、磷脂和微量元素的食物，如瘦牛肉、瘦猪肉、瘦排骨、淡水鱼虾、鸡蛋、豆腐与豆制品、牛奶、木耳、蘑菇等。牛奶、绿豆、未熟鸡蛋不能和中药同时服用，间隔30分钟后可以服用。

（3）保持心情舒畅，适当锻炼。

（4）可以配合采用按摩法辅助治疗：用拇指点按肾俞、脾俞、胃俞、大肠俞约3分钟；用拇指按揉阳陵泉、足三里、三阴交、解溪约3分钟。肺热津伤证者，拇指按揉中府、云门、膻中、风池约5分钟。湿热浸淫证者，掌摩腹约3分钟。脾胃虚弱证者，掌摩法顺时针方向摩腹约3分钟。肝肾亏损证者，横擦肾俞、命门、八髎，以透热为度。

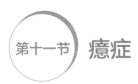

第十一节　癔症

癔症（又称为歇斯底里）是以感觉障碍、运动障碍或意识改变状态等为主要表现，而缺乏相应的器质性基础的一组临床综合征。根据临床表现分为癔症性精神症状和癔病性躯体症状，而癔症性精神症状为部分或完全丧失对自我身份识别和对过去的记忆；癔病性躯体症状为各种躯体症状。病程多反复迁徙，以女性多见，男性也有发病。

中医学对本病的记载散见于"脏燥"、"百合病"、"厥证"、"梅核气"、"奔豚气"等，起病多有七情失调，忧思烦恼等引起，初病多实，久病多虚。

临床表现

1. 肝气郁结证

因情绪变化诱发，情绪低落，多疑善虑；胸闷，或胁痛，或脘腹胀闷，或不思饮食，或突然昏倒，或肢体僵硬，或两目紧闭，或女子乳房胀痛，或闭经，或痛经，或月经不调等；舌质淡红，苔薄，脉弦紧。

2. 气郁痰阻证

表情淡漠，心情抑郁，胸部闷塞，或胁肋胀痛，或咽中异物吞之不下，吐之不出，或突然失语，或突然昏倒，或四肢僵硬，或嗳气，或气从少腹上冲心胸，或恶心呕吐，或不思饮食，或喜叹息；因情绪异常诱发，咽中梗阻有异物感，舌质淡红，苔厚腻，脉弦或滑。

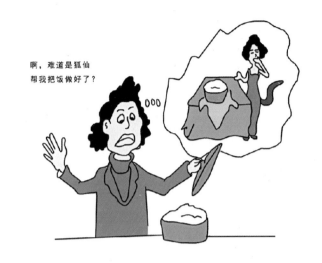

3. 气郁血瘀证

精神抑郁，头痛失眠，神情呆滞，情绪不稳，或悲伤哭泣，或胸胁满闷，多梦易醒，或夜梦神游，或身体局部发热，或身体局部冰冷，因情绪异常加重，舌质暗红或瘀斑，苔薄，脉弦或涩。

4. 痰瘀阻窍证

精神恍惚，局部肌肉抽动或阵挛，失音或缄默；胸中憋闷，或悲忧善哭，或突然失明，或突然耳聋，或肢体瘫痪，或行走不便，或肌肉萎缩；肢体沉重，舌质暗紫或夹瘀斑，苔白厚腻，脉滑或涩。

5. 痰热扰心证

急躁易怒，情绪低落，或撕衣毁物；时哭时笑，或捶胸顿足，或自伤，或伤人，或健忘，或头痛，或面红目赤，或胸中憋闷，或咯吐黄痰，或突然昏倒，或肢体拘紧挛急，或大便干结，或小便短赤；心胸烦热，渴欲饮水，舌质红，苔黄厚腻，脉弦或滑数。

6. 阳虚气逆证

精神时时恍惚，气从少腹上冲心胸；不思冷食，或心胸及肢体畏寒，或嗳气，或叹息则舒，或胸中憋气，或大便溏泄，或小便清长，手足不温，倦怠乏力，舌质淡，苔薄白，脉沉迟或沉弱。

7. 气阴两虚证

精神恍惚，心神不宁，悲忧喜笑无常，潮热，或盗汗，或白天时时欠伸，或入夜兴奋不寐，或手舞足蹈，头晕目眩。倦怠乏力，五心烦热，舌质淡红，少苔，脉细数或虚弱。

8. 心脾两虚证

多思善疑，心悸失眠，头晕健忘，少气懒言，或神志恍惚，或夜寐多梦，或胆怯易惊，或手足蠕动，或面色无华，或自汗，或食后腹胀，或腹泻等。舌质淡，苔薄白，脉虚弱。

药酒疗法

（一）缬草五味酒

配　　方	缬草200g，五味子50g，白酒1L。
制　　法	将上述诸药捣碎，置于洁净容器中，加入白酒，每日振摇1~2次，密封浸泡3日。去渣留液，加入白酒至1L。
功　　效	镇静安神。
主　　治	癔病，神经衰弱，失眠多梦。
用法用量	口服。每日3次，每次10ml。
注意事项	阴虚体弱、大便溏泄者忌服。
来　　源	引自《中药制剂汇编》。

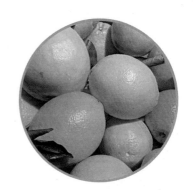

注意事项

（1）平时注意合理安排生活，保证充足的睡眠，对于提高大脑皮层的工作能力，防止发作也有一定意义。

（2）忌辛辣食物、咖啡类食物，忌烟、酒；多吃钙磷类食物，如牛奶、白瓜子、大豆、橙子、海带、虾等。

（3）减少负性刺激，避免不良暗示。

第七章

内分泌科常见疾病药酒疗法

- 糖尿病
- 肥胖症
- 痛风

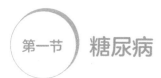

第一节　糖尿病

糖尿病是一种常见的内分泌代谢性疾病，是由于遗传因素、免疫功能紊乱、微生物感染及其毒素、自由基毒素、精神因素等各种致病因子作用于机体导致胰岛功能减退、胰岛素抵抗等而引发的糖、蛋白质、脂肪、水和电解质等一系列代谢紊乱综合征。临床上有原发性和继发性，胰岛素依赖型与非胰岛素依赖型的区别。糖尿病的主要特征为高血糖或糖尿，临床表现为"三多一少"（多饮、多食、多尿、体重减少）症状，糖尿病（血糖）一旦控制不好会引发糖尿病并发症，导致肾、眼、足等部位的衰竭病变，且无法治愈。

中医认为，糖尿病为燥热阴虚，津液不足所致，故有消渴之说。根据其表现程度上的轻重不同，而有上、中、下三消之分。以肺燥为主，多饮症状较突出者，称为"上消"；以胃热为主，多食症状突出者，称为"中消"；以肾虚为主，多尿症状突出者，称为"下消"。

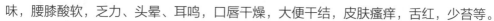

临床表现

糖尿病典型的症状表现为多饮、多食、多尿，疲乏、消瘦、失水，严重时可并发酮症酸中毒、昏迷等症状。

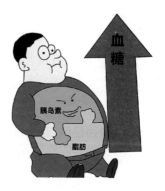

1. 肺热津伤型

以口渴多饮为主，并伴有口干舌燥，随饮随渴，尿频量多，舌红少津，苔薄黄而干等。

2. 肾阴亏损型

以尿频量多为主，并伴有尿浊如脂膏，或尿有甜味，腰膝酸软，乏力、头晕、耳鸣，口唇干燥，大便干结，皮肤瘙痒，舌红，少苔等。

3. 阴阳两虚型

尿频、量多且混浊如脂膏，同时伴有腰膝酸软，畏寒怕冷，形体消瘦，四肢欠温，面容憔悴，舌淡苔白而干等。

4．胃热炽盛型

以多食易饥为主，且伴有口渴、尿多、形体消瘦、大便燥结、舌红苔黄等。

药酒疗法

（一）石斛麦地酒

配　方	山药、黄芪各60g，生地黄、玄参各50g，石斛、川芎各30g，麦冬24g，苍术、葛根各20g，知母、黄柏各15g，低度白酒1.5L。
制　法	将上述诸药捣碎，置于洁净容器中，加入白酒，每日振摇1～2次，密封浸泡5～7日，去渣留液。
功　效	滋阴清热，生津润燥。
主　治	燥热伤阴型糖尿病。
用法用量	口服。每日2～3次，每次30～60ml。
来　源	民间验方。

（二）菟丝子酒（一）

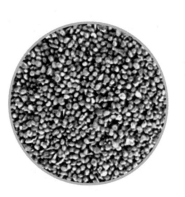

配　方	菟丝子45g，白酒600ml。
制　法	将菟丝子研碎，放入洁净容器中，加入白酒，每日振摇1～2次，密封浸泡7日，去渣留液。
功　效	补肾壮阳，固精缩尿。
主　治	眼目昏盲，腰膝酸软，消遏，尿有余沥等。
用法用量	口服。每次60ml，每日2次。
来　源	引自《普济方》。

（三）春寿酒

配　方	天门冬、生地黄、麦冬、熟地黄、怀山药、莲子（去心）、红枣各10g，白酒500ml。

制　　法	将上述诸药捣碎，置于洁净容器中，加入白酒，密封，浸泡15日后，过滤去渣，即成。
功　　效	滋肾养肺，健脾和胃，安神志，乌须发。
主　　治	精神萎靡、消渴、便秘、头昏目眩、健忘失眠、食欲缺乏、潮热盗汗、须发早白等。
用法用量	每次服30ml，日服2次。
来　　源	引自《万氏家传养生四要》。

（四）菟丝子酒（二）

配　　方	菟丝子、山茱萸各50g，芡实30g，低度白酒500ml。
制　　法	将前3味捣碎，置于洁净容器中，加入白酒，密封，浸泡5～10日后，过滤去渣留酒液，即成。
功　　效	补肾，养肝，固精。
主　　治	腰膝酸痛、遗精、消渴、尿有余沥等。
用法用量	口服。每次服15～30ml，日服3次。
来　　源	引自《程功文经验方》。

（五）凤眼草酒

配　　方	凤眼草100g，黄酒1L。
制　　法	将凤眼草研末，置于洁净容器中，加入黄酒，每日振摇1～2次，密封浸泡10日，去渣留液。
功　　效	清热燥湿，祛风凉血。
主　　治	糖尿病、肠风便血、湿热白带过多。
用法用量	口服。每日2次，每次15～20ml。
来　　源	民间验方。

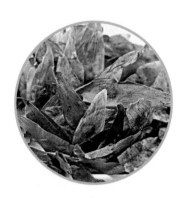

（六）枸精麦地酒

配　　方	枸杞子1.5kg，山药500g，黄精、麦冬各200g，生地黄、酒曲各300g，糯米2kg。
制　　法	将上述诸药研末，置于洁净容器中，添加清水3L，密封，用文火

煮数百沸，候冷，去渣留液，加入糯米蒸熟，候温，加入酒曲末拌匀，密封，置阴凉干燥处，常规酿酒，酒熟后去糟留液。

| 功　效 | 补益肝肾，益气生津。 |

| 主　治 | 腰膝酸软、头晕目昏、精神不振，消渴。 |

| 用法用量 | 空腹温饮。每日3次，每次20~30ml。 |

| 来　源 | 民间验方。 |

（七）二参酒

| 配　方 | 玄参、丹参、生地黄、生黄芪各30g，葛根、苍术各15g，天花粉、山萸肉各20g，低度白酒600ml。 |

| 制　法 | 将上述诸药捣碎，置于洁净容器中，加入白酒，密封，浸泡7日后，过滤去渣，即成。 |

| 功　效 | 益气，养阴，活血。 |

| 主　治 | 糖尿病（气阴两虚型）。 |

| 用法用量 | 口服。每次服15~30ml，日服3次。 |

| 来　源 | 民间验方。 |

（八）乌芎酒

| 配　方 | 草乌、川芎、紫草各30g，60%乙醇500ml。 |

| 制　法 | 将上述诸药置于洁净容器中，加入60%乙醇密封，浸泡20日后过滤。每100ml滤液加10ml甘油。装入喷雾瓶内备用。 |

| 功　效 | 温经，活血止痛，解毒消肿。 |

| 主　治 | 糖尿病足坏疽者。 |

| 用法用量 | 外用。将药酒装入喷雾瓶，每日数次喷涂疮面，或把药液浸透无菌纱布外敷疮面。 |

| 来　源 | 引自《长春中医学院学报》。 |

（九）二地菊花酒

| 配　方 | 地骨皮、生地黄、甘菊花各50g，糯米1.5kg，酒曲适量。 |

| 制　法 | 将前3味加水煎煮，取浓汁。糯米浸泡，沥干，蒸熟，待冷，加入药汁、酒曲（压细）拌匀，置容器中，密封，保温，令发酵酿酒。去 |

渣留酒液，即成。

功　　效	滋阴补血，清热明目，延年益寿。
主　　治	消渴、身体虚弱、视物不明等。
用法用量	口服。每次适量饮服。日服3次。
注意事项	畏寒肢冷、下利水肿者忌服。
来　　源	引自《药酒汇编》。

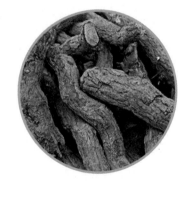

（十）脂枣酒

配　　方	红枣250g，羊脂25g，糯米酒1.5L。
制　　法	将红枣洗净，煮软后去水，加入羊脂和糯米酒，煮沸后，待冷，置于容器中，密封，浸泡3日后去渣即成。
功　　效	补虚健脾。
主　　治	消渴、久病体虚、食欲缺乏等。
用法用量	口服。每次服15ml，每日2次。
注意事项	畏寒肢冷、下利水肿者忌服。
来　　源	引自《民间百病良方》。

注意事项

（1）保持精神愉快，对血糖稳定很重要。情绪紧张、压抑或激动等，均可影响脑垂体、肾上腺及胰岛功能、导致血糖升高。

（2）在保证机体合理需要的情况下，应限制粮食、油脂的摄入，忌食糖类，饮食宜以适量米、麦、杂粮，配以蔬菜、豆类、瘦肉、鸡蛋等，定时定量进餐。戒烟酒、浓茶及咖啡等。

（3）平时坚持多做游泳、散步、骑车、慢跑、打太极拳等有氧运动方式，可以减肥，减肥后许多组织对胰岛素的敏感性增强，可以改善糖代谢。

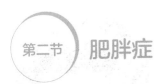

第二节 肥胖症

肥胖症是一种慢性病，是指人体内脂肪堆积过多，明显超过正常人的平均量。人体标准体重的计算公式是：

男性标准体重（kg）＝身高（cm）－105

女性标准体重（kg）＝身高（cm）－100

肥胖症可始于任何年龄，但以40～50岁女性多见。目前医学界认为引起肥胖的原因大致有两类：一类是病理性致肥，主要是因为内分泌失调，体内脂肪代谢障碍，脂肪积而不"化"；另一类是生理性致肥，主要是因为饮食失控，营养摄入失衡，致使体内脂肪过量堆积。足部按摩重在调节胃肠的功能，以减少食物的摄入，从而减少脂肪的堆积。

临床表现

因为患者肥胖程度不同，表现亦各异，轻度肥胖者通常无任何症状，中度和重度肥胖者有行动缓慢、易感疲劳、气促、负重关节酸痛或是易出现退行性病变。男性可有阳痿，妇女可有月经量减少、闭经，常有腰酸，关节疼痛等症状。并易伴高血压、冠状动脉粥样硬化性心脏病、痛风、动脉硬化、糖尿病、胆石症等。

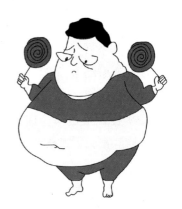

1. 胃肠积热型

失眠、头晕、形体肥胖、口渴善饮、怕热多汗、多食善饥、大便秘结、小便短赤，或兼有腹胀、口苦口臭、心烦、舌红苔黄、脉滑数。

2. 肝郁气滞型

形体肥胖，情志抑郁或心烦易怒，失眠多梦，妇女月经不调，量少或闭经，经前乳房胀痛，口苦咽干，舌边尖红，苔薄黄，脉弦。

3. 脾虚湿阴型

体态肥胖症浮肿，疲乏无力，面色萎黄，肢体困重。脘腹不适，纳谷不香，大便溏薄、白带清稀、舌淡胖苔薄腻，脉沉细。

4. 阴虚内热型

体态肥胖、头痛、头昏、头胀、易汗、腹酸腿软、下肢浮肿、食欲不振、气短懒言、五心烦热、疲乏无力、大便稀溏、舌淡胖苔白、脉细数、微弦。

5. 脾肾两虚型

体态肥胖、多食易饥、疲乏无力、口干汗出、心悸气短、头晕耳鸣、手足心热、舌红苔少、脉细弱无力。

药酒疗法

（一）枸杞银花酒

配　　方　枸杞100g，金银花60g，白茯苓80g，白酒1L。

制　　法　将上述诸药和白酒一同置于洁净容器中，密封，浸泡。每2日振摇1次，30日后即可进行过滤去渣取液。

功　　效　清热明目，降脂减肥。

主　　治　肥胖症。

用法用量　口服。每日1~2次，每次取10~15ml，加水对饮。

来　　源　引自《常见疾病药酒》。

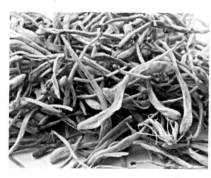
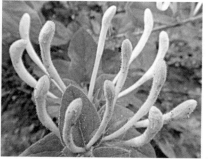

（二）大黄酒

配　方	大黄10g，黄酒（或米酒）800ml，白砂糖、蜂蜜各适量。
制　法	将大黄与黄酒（或米酒）一同置于洁净容器中，密封，浸泡30日后，启封，加入白砂糖、蜂蜜适量搅拌均匀。
功　效	活血祛瘀，减肥降脂。
主　治	中老年人肥胖。
用法用量	口服。每日1次，每次10ml。
来　源	民间验方。

（三）山萸杜仲酒

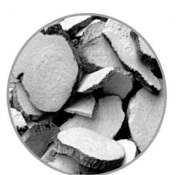

配　方	山萸肉、杜仲、胡桃肉、云茯苓各10g，白术、菟丝子各15g，淮山药30g，蜂蜜适量，白酒500ml。
制　法	将上述诸药一同置于洁净容器中，加入白酒，密封，浸泡。1个月后即可取上清液饮用。
功　效	补益肝肾，健脾利湿，降压消脂，减肥健美。
主　治	肥胖症及其并发症。
用法用量	口服。每次取10ml，加少量蜂蜜饮之。
来　源	民间验方。

（四）神仙枸杞子酒

配　方	枸杞子150g，生地黄90g，大麻子150g，白酒1L。
制　法	将大麻子蒸好，摊开散去热气后，与枸杞、生地黄一同装入药袋中，和白酒一同置于洁净容器中，密封，浸泡。春夏7日，秋冬14日后过滤去渣取液。
功　效	滋阴，降脂减肥。
主　治	肥胖症。
用法用量	口服。量多少不拘，服至稍感头昏微晕最好。

| 来　　源 | 民间验方。 |

（五）减肥酒

配　　方	莲子、莲藕、荷花、白术各200g，白酒1L。
制　　法	将诸药洗净置于洁净容器中，加入白酒，密封浸泡7日即成。
功　　效	健脾，降脂，减肥。
主　　治	肥胖症。
用法用量	口服。每次服10～20ml，日服2次。
来　　源	引自施旭光方。

（六）地黄酒（二）

配　　方	鲜地黄汁500ml，杏仁、大麻子各500g，糯米2.5kg，细曲750g。
制　　法	将大麻子研为粗末，杏仁用清水浸泡24小时后，去除皮、尖，晒干，微火炒至焦黄，捣为杏仁泥备用。将糯米用清水淘洗，米泔水拌和大麻子末及杏仁泥。糯米加入清水煮成稀米饭。待温度降至32℃左右时，与诸药及细曲混匀，置于瓷瓮内，加盖密封。20日开封，加入鲜地黄汁，勿须搅拌，仍密封瓮口。60日酒成，压去酒糟，滤取药酒，瓶装备用。
功　　效	益气养血，轻身明目，延缓衰老。
主　　治	肥胖症，虚损，贫血，须发早白，肺虚久咳，体虚早衰等。
用法用量	口服。每次30ml，每日2次，早晚服用。
来　　源	引自《太平圣惠方》。

注意事项

（1）应科学地安排饮食起居，多吃含维生素丰富、矿物质及膳食纤维的蔬菜、粗粮，少吃肉类特别是肥肉；适量喝茶，减少吃盐；少吃糖类，减少零食；合理安排每日三餐，定时定量进餐。

（2）应经常参加必要的体力劳动和体育锻炼，养成良好的生活习惯。

（3）保持心情舒畅愉快，有利于健康长寿，减少肥胖发生的机会。

（4）改变原有的不良习惯。

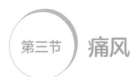

第三节 痛风

痛风患者经常会在夜晚出现突然性的关节疼，发病急，关节部位出现严重的疼痛、水肿、红肿和炎症，疼痛感慢慢减轻直至消失，持续几天或几周不等。痛风一般分为原发性和继发性两类。原发性患者多由先天性嘌呤代谢紊乱引起，一部分遗传缺陷比较明确，一部分则病因不明，多见于30岁以上男性或绝经期妇女，部分有家族史，属于常染色体多基因遗传。继发性痛风，与其他先天性代谢紊乱性疾病，与其他疾病或药物有关，与过食肉类、海鲜、饮酒等有关。痛风是一种常见且复杂的关节炎类型，各个年龄段均可能罹患本病，男性发病率高于女性。

中医学中亦有"痛风"病名，古代医家均有所论述，如朱丹溪认为"痛风者，大率因血受热已自沸腾，其后或涉水或立湿地……寒凉外搏，热血得寒，汗浊凝滞，所以作痛，夜则痛甚，行于阳也。"张景岳认为"外是阴寒水湿，今湿邪袭入皮肉筋脉；内由平素肥甘过度，湿壅下焦；寒与湿邪相结郁而化热，停留肌肤……病变部位红肿潮热，久则骨蚀"。

临床表现

1. 湿热痹阻型

关节红肿热痛，病势较急，局部灼热，得凉则舒，可伴有发热，口渴，心烦，小便短黄。舌质红，苔黄或腻，脉象滑数或弦数。

2. 风寒湿痹型

关节肿痛，屈伸不利，或见局部皮下结节、痛风石。伴有关节喜温，肢体重着，麻木不仁，小便清长，大便溏薄。舌质淡红，苔薄白，脉象弦紧或濡缓。

3. 痰瘀阻滞型

关节肿痛，反复发作，时轻时重，局部硬节，或可见痛风石，伴有关节畸形，屈伸不利，局部皮色暗红，体虚

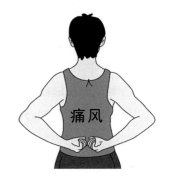

乏力，面色青暗。舌质绛红有瘀点，苔白或黄，脉象沉滑或细涩。

4. 脾肾阳虚型

关节肿痛持续，肢体及面部浮肿，伴有气短乏力，腰膝酸软，畏寒肢冷，纳呆呕恶，腹胀便溏。舌质淡胖，苔薄白，脉象沉缓或沉细。

5. 肝肾阴虚型

关节疼痛，反复发作，日久不愈，时轻时重，或关节变形，或可见结节，屈伸不利，伴有腰膝酸软，耳鸣口干，肌肤麻木不仁，神疲乏力，面色潮红。舌质干红，苔薄黄燥，脉弦细或细数。

药酒疗法

（一）木瓜牛膝酒

配　　方	木瓜120g，牛膝60g，白酒500ml。
制　　法	将上述诸药捣碎，置于洁净容器中，加入白酒，密封，浸泡15日后，过滤去渣即成。
功　　效	补肝肾，祛寒湿，通经络，止痹痛。
主　　治	血瘀痹阻型痛风。
用法用量	口服。每次10ml，每日2次。
来　　源	引自《民间百病良方》。

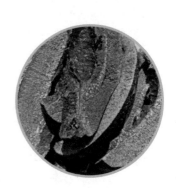

（二）参苓橘红酒

配　　方	人参10g，茯苓50g，橘红30g，米酒1L。
制　　法	将人参、茯苓及橘红洗净，晒干后，切碎，浸泡入米酒中，封闭，浸至7天以上。
功　　效	益气活血，化痰通络。
主　　治	气虚痰阻、肌肉麻痹、骨节疼痛。
用法用量	口服。每日睡前温热服用，每次20ml。
来　　源	引自《药酒汇编》。

（三）痛风药酒方

配　　方	三角枫、八角枫、九节风、鸡血藤、白通草、黑马草、花椒根（或用花椒3g）各6g，白酒250ml。
制　　法	将上述诸药洗净晒干，切成粗末，装入药袋中扎紧药袋口，置于洁净容器中，倒入黄酒浸泡密封，3日后取出药袋，压榨药袋挤出药液，将药液和药酒混合，去渣取液即可。
功　　效	祛风活血，通络止痛。
主　　治	痛风性关节疼痛。
用法用量	口服。每次服10～15ml（善饮酒者可服30ml），日服2或3次。
来　　源	引自《蒲辅周医疗经验集》。

（四）桑葚桑枝酒

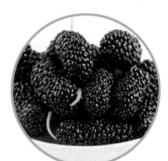
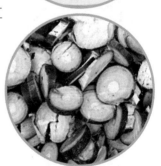

配　　方	鲜桑葚、红糖各500g，鲜桑枝1kg，白酒1L。
制　　法	先将桑葚用冷开水冲洗，滤干，桑枝切碎，桑葚、桑枝、红糖一同置于干净容器中，加入白酒浸泡，加盖密封，静置阴凉处30日，每日振摇1次，直至红糖全部溶化，酒色变红即可。
功　　效	补肝肾，利关节，通血脉，祛风湿。
主　　治	神经性痛风、关节麻木胀痛、皮肤有虫蚁行走感觉等症。
用法用量	口服。每次温热饮服10ml，日服2次。
来　　源	民间验方。

（五）痛风酒

配　　方	苍术、黄柏、路路通、丹参、延胡索、云茯苓各30g，蚕沙、白芍、桑枝各24g，槟榔、木瓜各20g，川牛膝12g，五灵脂18g，升麻、甘草各6g，松节50g，米酒1.5L。
制　　法	将上述诸药洗净，晒干切碎，装入药袋中扎紧药袋口，浸入米酒

中，浸泡7日后，过滤去渣即可。

| 功　效 | 清利湿热、行气活血。 |

| 主　治 | 痛风。 |

| 用法用量 | 口服。每次15ml，每日3次。 |

| 来　源 | 引自《临床验方集》。 |

（六）九藤止痛酒

| 配　方 | 青藤、钩藤、天仙藤、红藤、桑络藤、丁公藤、菟丝藤、阴地蕨各120g，忍冬藤、五味子藤各60g，米酒适量。 |

| 制　法 | 将上述诸药洗净，晒干切碎，细纱袋装好扎紧药袋口，浸入米酒中密封，春秋7日，冬10日，夏5日，去渣澄清即可。 |

| 功　效 | 舒筋活络，清热除湿，宣痹止痛。 |

| 主　治 | 痛风。 |

| 用法用量 | 口服。每次温热饮用10ml，每日3次。上肢疼痛，饭后服用；下肢疼痛，空腹服用。 |

| 来　源 | 引自《医学正传》。 |

注意事项

（1）痛风是长期嘌呤代谢障碍、血尿酸增高引致组织损伤的一组疾病，因此患者应长期控制嘌呤摄入。猪、牛、羊肉、火腿、香肠、鸡、鸭、鹅、兔以及各种动物内脏（肝、肾、心、脑）、骨髓等含嘌呤量高，应当尽量不吃；鱼虾类、菠菜、豆类、香菇、花生等也有一定量嘌呤，要少吃。

（2）限制热量的摄入，饮水要使每日尿量保持在2L以上。

（3）避免暴饮暴食或饥饿，节制烟酒，不喝浓茶、咖啡等饮料。

（4）注意劳逸结合，避免过劳、精神紧张，一般不主张痛风患者参加跑步等较强的体育锻炼，或进行长途步行旅游。

第八章

传染病科常见疾病药酒疗法

- 霍乱
- 麻疹
- 疟疾

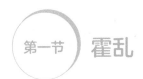

第一节　霍乱

霍乱是以突发腹痛，呕吐，腹泻为主要表现的胃肠疾病，以夏秋季为多见，起病及病势较急。中医学认为，霍乱的病因病机一般认为是由于感受暑湿、邪阻中焦、秽浊扰乱胃肠，遂成洞泄呕吐。吐泻重则秽浊凝滞，脉络闭塞，阳气暴伤，阴液干枯，可因心阳衰竭而死亡。

临床表现

1. 寒湿困脾证

泄泻清稀甚至水样，腹痛。肠鸣，脘闷，恶心呕吐，吐物清稀，食少，苔薄白或白腻，脉濡缓。

2. 脾胃湿热证

大便稀溏，甚或水样，夹带黏液，恶心呕吐，发热，渴不多饮，口腻纳呆，脘腹胀痛，小便短黄，舌红苔黄腻，脉濡数。

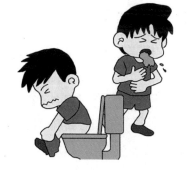

3. 食滞胃肠证

大便稀溏，矢气腐臭，肠鸣，脘腹胀痛，嗳气，呕吐酸馊，纳呆厌食，苔腐腻，脉弦滑或沉实。

4. 脾虚湿困证

便溏腹胀，食少脘痞，恶心呕吐，神疲乏力，肢体沉重，苔白腻，脉濡缓。

5. 津气亏虚证

上呕下泻，口渴引饮，神疲气短，皮肤干瘪，眼球凹陷，舌红苔干，脉细数无力。

6. 阳脱证

大便稀溏，滑脱不禁，恶心呕吐，面色苍白，四肢厥冷，冷汗淋漓，精神恍惚，舌淡苔滑润，脉微或浮数无根。

药酒疗法

（一）理中酒

配　方	人参、炙甘草、炮姜、白术各15g，白酒300ml，吐多加生姜15g，利多倍白术。
制　法	将上述诸药碎，置于洁净容器中，加入白酒，密封，浸泡7天后，过滤去渣，即成。
功　效	温中逐寒。
主　治	寒霍乱、吐下、胀满、食不消、心腹痛。
用法用量	口服。每次服10～30ml，日服3次。常令酒气相续为妙。
来　源	引自《伤寒论》。

（二）姜附酒（二）

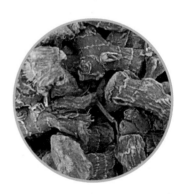

配　方	高良姜90g，制附子40g，白酒500ml。
制　法	将上述诸药捣碎，入砂锅中，加入白酒，煎至三四沸即可。去渣即成。
功　效	温中逐寒。
主　治	霍乱吐痢不止，腹痛气恶。
用法用量	口服。不拘时，每次服10～20ml，常令酒气相续为妙。
来　源	引自《药酒汇编》。

（三）回阳救急酒

配　方	公丁香30g，肉桂30g，樟脑30g，三花酒500ml。
制　法	将上述诸药压碎或切成薄片，装入药袋中，置于瓷坛内，加入三花酒，密封，浸泡1个月。瓶贮备用。
功　效	回阳救急。
主　治	阴寒霍乱。
用法用量	口服。每次用10～20滴，滴舌面，先含后咽，或以冷白开水冲服。因吐泻不止而转筋者，可用此药酒外擦患处。

注意事项 如患者身热、泻下物臭秽难闻、口渴、心烦、腹中绞痛、舌苔黄腻，则属热霍乱，此酒即不适用；有里急后重者，也不可服此药酒。

来　　源 引自《中医杂志》。

注意事项

（1）饮食方面，不食用腐败变质、感官异常等不新鲜的海、水产品。海、水产品与畜禽肉、蔬菜要分池清洗，应用专用容器盛装，严防食物交叉污染；食物要煮熟煮透，不喝生水。

（2）霍乱的传染性很强，一旦发现感染霍乱，无论是轻型还是带菌者，均应隔离治疗。

（3）也可以用针灸疗法治疗本病：取中脘、内关、足三里，重刺激，留针15分钟。呕甚加合谷；泻甚加天枢；腹痛甚加公孙；阳气虚脱者，可灸关元、气海、足三里等穴位。

（4）及时补充水分，合理使用抗生素。轻度脱水患者，以口服补液为主。中、重型脱水患者，须立即进行静脉输液抢救，并给予抗菌药物治疗以减少腹泻量和缩短排菌期。常用的抗生素为诺氟沙星、环丙沙星等。

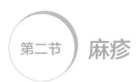

第二节　麻疹

麻疹是由外感麻毒时邪引起的一种急性出疹性时行疾病，本病一年四季都有发生，但好发于冬、春二季，且常引起流行。以发热，咳嗽，流涕，眼泪汪汪，全身布发红色斑丘疹及早期口腔两颊黏膜出现麻疹黏膜斑为其特征。因其疹点如麻粒大，故名麻疹，我国南方地区称为痧、痧疹。西医学亦称本病为麻疹。

麻疹的主要发病原因是感受麻毒时邪。麻毒时邪从口鼻吸入，侵犯肺脾。肺主皮毛，属表，开窍于鼻，司呼吸。毒邪犯肺，早期邪郁肺卫，宣发失司，临床表现为发热、咳嗽、喷嚏、流涕等，类似伤风感冒，此为初热期。脾主肌肉和四末，麻毒入于气分，正气与毒邪抗争，驱邪外泄，皮疹透发于全身，达于四末，疹点出齐，此为见形期。疹透之后，毒随疹泄，麻疹逐渐收没，热去津伤，进入收没期。

临床表现

1. 顺证

（1）邪犯肺卫（初热期）

起病发热，微恶风寒，鼻塞流涕，喷嚏，咳嗽，两眼红赤，泪水汪汪，倦怠思睡，小便短赤，大便稀溏；发热第2~3天，口腔两颊黏膜红赤，贴近臼齿处见微小灰白色麻疹黏膜斑，周围红晕，由少渐多，舌苔薄白或微黄，脉浮数。

（2）邪入肺胃（见形期）

发热持续，起伏如潮，阵阵微汗，谓之"潮热"，每潮一次，疹随外出。疹点先见于耳后发际，继发于头面、颈部、胸腹、四肢，最后手心、足底、鼻准部都见疹点即为出齐。疹点初起细小而稀少，渐次加密，疹色先红后暗红，稍觉凸起，触之碍手，可伴有口渴引饮，咳嗽加剧，烦躁或嗜睡，舌质红，舌苔黄，脉数。

（3）阴津耗伤（收没期）

疹点出齐后，发热渐退，咳嗽渐减，声音稍哑，疹点依次渐回，皮肤呈糠麸状脱屑，可伴有色素沉着，胃纳增加，精神好转，舌质红少津，苔薄净，脉细软或细数。

2. 逆证

（1）邪毒闭肺

高热烦躁，喉间痰鸣，咳嗽气促，鼻翼扇动，疹点紫暗或隐没，甚则面色青灰，口唇发绀，舌质红，苔黄腻，脉数。

（2）邪毒攻喉

声音嘶哑，咽喉肿痛，咳声重浊，声如犬吠，喉间痰鸣，甚则吸气困难，胸高胁陷，面唇发绀，烦躁不安，舌质红，苔黄腻，脉滑数。

（3）邪陷心肝

高热不退，烦躁谵妄，皮肤疹点密集成片，色泽紫暗，甚则抽搐、神昏，舌质红绛起刺，苔黄糙，脉数。

药酒疗法

（一）芫荽麻黄酒

配　　方	鲜芫荽120g，鲜浮萍、生麻黄、西河柳各15g，黄酒120ml。
制　　法	将上述诸药粗碎，放炉上加热，置患儿床前，待水渐沸时置于洁净容器中，加入黄酒。
功　　效	透发麻疹。
主　　治	小儿麻疹透发不畅或身热无汗者。
用法用量	外用。每日1次，每次取1剂，使蒸汽散布房中，并不时将新毛巾浸入药液中使其略暖，为患儿搽面部、背部及四肢等处。
注意事项	避免受寒。
来　　源	民间验方。

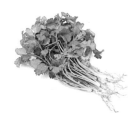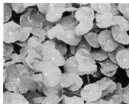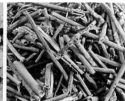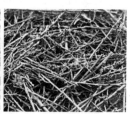

（二）芫荽浮萍酒

配　　方	紫背浮萍、臭牡丹、芫荽各30g，西河柳10g，烧酒100ml。
制　　法	将上述诸药粗碎，置于洁净容器中，加入清水，用文火煎沸，去渣留液，入烧酒混匀。
功　　效	解表透疹止痒。
主　　治	麻疹发热，疹子突然隐没，或湿郁热闭、经络阻滞、身起红斑热痱、瘙痒难耐。
用法用量	外用。不拘时候，每次趁热抹洗全身，微汗出则效果更佳。
注意事项	防止药液进入眼、口、鼻。
来　　源	引自《简易中医疗法》。

（三）麻风药酒

配　方　防风、当归、秦艽、羌活、苦参、牛膝、僵蚕、鳖甲、苍术、枸杞子、白茅根各90g，豹胫骨（代）180g，松节100g，蓖麻子仁30g，白酒7.5L。

制　法　将前14味捣细，装入药袋，置于洁净容器中，加入白酒，密封，隔水煮2炷香取起，再入水内浸10日。过滤去渣，即成。

功　效　祛风胜湿，凉血解毒。

主　治　麻疹。

用法用量　口服。每次服30~60ml，日服3次。

来　源　引自《外科正宗》。

（四）桂枝浸酒方

配　方　桂枝、川芎、独活、炙甘草、川牛膝、怀山药、制附子、炮姜、踯躅花（醋拌炒）各30g，防风、制天雄、茵芋、杜仲、白术各45g，白茯苓、蒴藋根、猪椒根皮各60g，白酒3L。

制　法　将上述诸药捣碎，装入药袋，置于洁净容器中，加入白酒，密封，浸泡7~14日后，过滤去渣，即成。

功　效　温补脾肾，祛风利湿，解毒杀虫，温阳通络。

主　治　麻疹。

用法用量　口服。每次空腹温服10ml，日3夜1饮服。

来　源　引自《太平圣惠方》。

注意事项

（1）保持卧室空气流通，温度、湿度适宜，避免直接吹风受寒和过强阳光刺激，床铺被褥舒适柔软，环境安静。

（2）注意补足水分，饮食应清淡，易消化，发热出疹期忌油腻辛辣之品，恢复期宜食营养丰富的食物。

（3）注意保持眼睛、鼻孔、口腔、皮肤的清洁卫生，每天按时清洗，防止破溃感染，发生并发症。

疟疾由感受疟邪，邪正交争所致，是以寒战壮热，头痛，汗出，休作有时为特征的传染性疾病，多发于夏秋季。疟邪的特点是：①舍于营气，伏藏于半表半里。《素问·疟论》记载：疟气"藏于皮肤之内，肠胃之外，此营气之所舍也"。《医门法律·疟疾论》记载："外邪得以入而疟之，每伏藏于半表半里，入而与阴争则寒，出而与阳争则热。"②随经络而内搏五脏，横连募原。③盛虚更替。④与卫气相集则引起发病，与卫气相离则病休。

根据疟疾阴阳偏盛、寒热多少的不同，通常将所形成的疟疾称为正疟；素体阳盛及疟邪引起的病理变化以阳热偏盛为主，临床表现寒少热多者，称为温疟；素体阳虚及疟邪引起的病理变化以阳虚寒盛为主，临床表现寒多热少者，称为寒疟。在南方地区，由瘴毒疟邪引起，以致阴阳极度偏盛，寒热偏颇，心神蒙蔽，神昏谵语者，称为瘴疟；若因疟邪传染流行，病及一方，同期内发病甚多者，称为疫疟；疟病日久，疟邪久留，致人体气血耗伤，正气不足，每遇劳累，疟邪复与卫气相集而引起发病者，称为劳疟。疟病日久，气机郁滞，血脉瘀滞，津凝成痰，气滞血瘀痰凝，结于胁下，则形成疟母。

疟疾是一种严重危害人民健康的传染病，我国大部分地区均有流行，以南方各省发病较多。中西医学对疟疾的认识基本相同，即西医学的疟疾属于本病范畴。

临床表现

疟疾以寒战高热，头痛，汗出，休作有时，且多发于夏秋季为其临床特征。发病急骤，首先表现恶寒战栗，肢体厥冷，面色苍白，虽盖厚被而不觉温；继则壮热，体若燔炭，面色潮红，头痛如劈，口渴引饮，虽近冰水而不凉；最后，全身大汗，体温骤然降至正常，头痛消失，顿感轻松舒适，常安然入睡。整

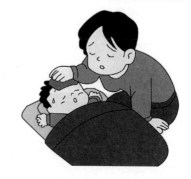

个过程一般会持续5~8小时左右。大多数疟疾患者，间歇1日之后，又有类似症状的发作，因此周期性及间歇性是本病临床表现的重要特征。

1. 正疟

发病先有呵欠乏力，继则寒栗鼓颔，寒罢则内外皆热，头痛面赤，口渴引饮，终则遍身汗出，热退身凉，舌红，苔薄白或黄腻，脉弦。间隔一日，又有相同的症状发作。

2. 温疟

寒少热多，汗出不畅，头痛，骨节酸疼，口渴引饮，尿赤便秘，舌红，苔黄，脉弦数。

3. 寒疟

寒多热少，口不渴，胸脘痞闷，神疲体倦，舌苔白腻，脉弦。

4. 热瘴

寒微热甚，或壮热不寒，头痛，肢体烦疼，面红目赤，伴有胸闷呕吐，烦渴饮冷，大便秘结，小便热赤，甚至神昏谵语。舌质红绛，苔黄腻或垢黑，脉洪数或弦数。

5. 冷瘴

寒甚热微，或但寒不热，或呕吐腹泻，甚则神昏不语，苔白厚腻，脉弦。

6. 劳疟

倦怠乏力，短气懒言，食少，面色萎黄，形体消瘦，遇劳则复发疟疾，寒热时作，舌质淡，脉细无力。

7. 疟母

久疟不愈，胁下结块，触之有形，按之压痛，或胁肋胀痛，舌质紫黯，有瘀斑，脉细涩。

药酒疗法

（一）鸡蛋清酒

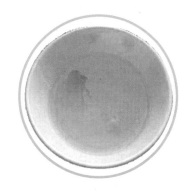

配　　方	鸡蛋清1个，白酒20ml。
制　　法	将鸡蛋清用白酒调匀，即成。
功　　效	截疟。
主　　治	疟疾、寒热往来、热多寒少。
用法用量	口服。发作前2小时顿服之。

| 来　　源 | 引自《民间百病良方》。 |

（二）龙骨酒

配　　方	生龙骨末15g，黄酒100ml。
制　　法	将生龙骨末用黄酒煎，至减半，去渣，即成。
功　　效	截疟。
主　　治	始发寒热，疟疾初期。
用法用量	口服。趁热尽服，覆被发汗即效。
来　　源	引自《肘后备急方》。

（三）鳖甲酒

配　　方	乌贼骨30g，炙鳖甲5g，制附子30g，炙甘草30g，常山30g，白酒400ml。
制　　法	将上述诸药共研细末，一为置于洁净容器中，加入白酒，密封，置近火处加温后，浸泡2宿；或每取散15g，白酒20ml，煎十数沸，露及宿。以上二法，均过滤去渣，即成。
功　　效	截疟。
主　　治	寒疟。
用法用量	外用。次日以酒光涂手足及背上，如不发即止；如发即饮此酒10～20ml。
来　　源	引自《圣济总录》。

（四）酒煎饮方

配　　方	常山、炙鳖甲、青蒿各30g，知母10g，白头翁10g，生甘草10g，桂心15g，桃李枝头心各7枚，葱薤白各7枚，茎柴胡10g，白酒适量。
制　　法	将上述诸药细切如麻豆大，和匀，备用。每取散15g以白酒20ml煎，浸渍一宿即成。
功　　效	截疟。
主　　治	太阳疟，腰痛头重，寒热互作。
用法用量	口服。煎取10ml，去渣。空腹顿服，当吐痰出，再酒煎去渣服。
来　　源	引自《圣济总录》。

（五）常山截疟酒

配　　方	常山90g，大蒜7瓣，白酒500ml。
制　　法	将上述诸药细切，置于洁净容器中，加入白酒，密封，浸泡一宿，过滤去渣，即成。
功　　效	截疟，解毒。
主　　治	瘴疟、瘴气。
用法用量	温服。须臾时当吐为妙，若早发者，半夜服要令吐。
注意事项	过时食，一日不得漱口及洗手面，三七日忌食生葱、生菜、肉、面及油腻。
来　　源	引自《药酒汇编》。

（六）常山柴胡黄芩酒

配　　方	常山30g，柴胡20g，黄芩10g，黄酒500ml。
制　　法	将上述诸药捣碎，入黄酒煎至减半，去渣，即成。
功　　效	截疟。
主　　治	寒热往来、疟疾始发。
用法用量	口服。早晨服25ml，欲呕之临发作时服尽剩余药酒。
来　　源	民间验方。

（七）常山黄连截疟酒

配　　方	常山45g，黄连45g，白酒2.5L。
制　　法	将上述诸药细切，置于洁净容器中，加入白酒，密封，浸泡1～3日后，过滤去渣，即成。
功　　效	解毒截疟。
主　　治	疟疾反复发作、久治不愈者。
用法用量	口服。每次服30～60ml，日服3次。或发作前服1次，临发时服1次。有热当吐，有冷当下。
来　　源	引自《圣济总录》。

（八）常山三甲酒

配 方	鲮鲤甲（炙）5枚，炙鳖甲3g，乌贼骨3g，制附子3g，常山15g，白酒250ml。
制 法	将上述诸药细锉，置于洁净容器中，加入白酒，密封，浸泡1~3天后，过滤去渣，即成。
功 效	截疟。
主 治	瘴疟、南方山岭瘴气，令人寒热发作无时，萎黄肿满、四肢痹弱。
用法用量	口服。疟发前，稍稍服之，勿绝药味也。兼以此酒涂身及手足。
来 源	引自《外台秘要》。

注意事项

（1）避免蚊虫叮咬（如采用蚊帐或驱蚊药），采取预防用药，及时治愈疟疾患者，减少传染来源。

（2）饮食应爽口而富于营养，以增强患者的抗病能力。

（3）疟疾发作之后，遍身汗出，倦怠思睡，应注意拭干汗液，及时更换内衣，安然入睡。未发作之日，可以在户外活动，但应避免过劳。

（4）对瘴疟，应周密观察，精心护理，及时发现病情变化，并采取相应的急救措施。

第九章

内科其他疾病药酒疗法

- 中暑
- 虚劳
- 厥证
- 癥瘕
- 汗证
- 脚气
- 湿温

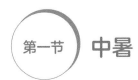

第一节 中暑

中暑是在高温伴高湿或烈日暴晒过久的环境下，由于中枢性体温调节功能障碍而发生的一组急性热病。中医认为夏季暑气当令，气候炎热，人若长时间在烈日下或高温中劳作，伤及气阴，暑热之邪乘机侵入而发病。发生中暑时，应尽速急救，以免引起休克及肾脏衰竭等并发症，中医常采用以下辨证论治，往往可以获得良好的疗效。

临床表现

1. 暑入阳明型

突然高热、头痛头晕、汗多口渴、苔黄燥、脉洪数等。

2. 津气欲脱型

发热骤降、大汗不止、心烦口渴、精神倦怠、脉虚无力等。

3. 暑伤津气型

发热心烦、自汗口渴、神疲倦怠、苔少、脉虚无力等。

4. 暑热动风型

发热、肢体抽搐、牙关紧闭、神昏不醒、脉象弦数等。

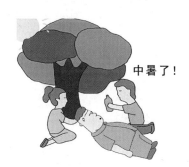

中暑了！

药酒疗法

（一）胡麻酒

配　　方　生龙脑叶20g，生姜60g，胡麻子200g，黄酒500ml。

制　　法　先浸渍胡麻子，煎熟，加入生姜、生龙脑叶一同炒。将上述药材研成细末，置于容器中。容器中加入黄酒，密封浸泡7天。过滤去除残渣，即可。

| 功　效 | 解除暑热。 |

| 主　治 | 预防中暑。 |

| 用法用量 | 盛夏正午时饮用此酒，每次的饮用量为50～100ml。 |

| 来　源 | 引自《民间百病良方》。 |

（二）杨梅酒

| 配　方 | 杨梅300g，白酒500ml。 |

| 制　法 | 将杨梅洗净，与白酒一同放入密封容器中，浸泡1个月后取出即可。 |

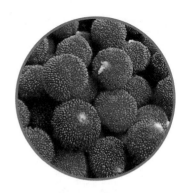

| 功　效 | 补气血、防中暑。 |

| 主　治 | 中暑。 |

| 用法用量 | 吃杨梅，每次2～3颗。夏季饮用最宜。 |

| 来　源 | 引自《偏方大全》。 |

（三）苹果酒

| 配　方 | 苹果250g，白酒500ml。 |

| 制　法 | 将苹果去皮核，切碎，置于洁净容器中，加入白酒，密封，每日振摇1次，浸泡7日即成。 |

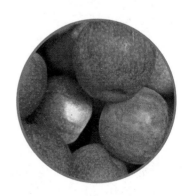

| 功　效 | 生津润肺、除烦解暑。 |

| 主　治 | 脾虚火盛、中焦诸气不足、烦热中暑、醉酒等症。 |

| 用法用量 | 口服。不拘时，随量。 |

| 来　源 | 引自《民间百病良方》。 |

注意事项

（1）做好户外防护工作，比如选用透气的帽子，选择在清晨或黄昏的时候从事劳动。

（2）饮食宜均衡清淡，适时补充水分，服清暑饮料（如绿豆汤、西瓜汁、凉茶、海带汤等）及盐类饮料，多吃水果蔬菜，避免烟酒，忌酸辣等刺激性食物。

（3）加强体质锻炼，宜穿浅淡色的衣服，若一定要在高温高湿环境下活动，须定时到阴凉通风处休息并补充能量。

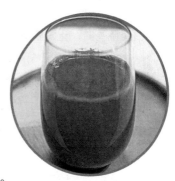

（4）如果中暑患者昏迷，请马上将其移到有冷气的地方，使其平卧，头部抬高，松解衣扣，再以冷毛巾湿敷患者。

（5）常备清暑药品，如藿香正气水、风油精等。

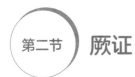

厥证

厥证是由多种原因引起的，以气机逆乱，升降失调，气血阴阳不相接续为基本病机，以突然昏倒，不省人事，或伴有四肢逆冷为主要临床表现的一种急性病证。病情较轻者，一般在短时内苏醒，醒后无偏瘫、失语及口眼㖞斜等后遗症；病情重者，昏厥时间较长，甚至一厥不复而导致死亡。《内经》论厥甚多，含义、范围广泛，有以暴死为厥，有以四末逆冷为厥，有以气血逆乱病机为厥，有以病情严重为厥。外感病中以手足逆冷为主，不一定伴有神志改变的发厥，以及后世列为中风范畴之"厥"，均不属于本节之讨论范围。

临床表现

临床上以突然发生一时性的神志异常为证候特征，急骤发病，突然昏倒，移时苏醒。厥之轻者在昏倒不知人事后，可于短时间内苏醒，醒后感到头昏乏力，倦怠口干，并无其他明显后遗症。厥之重者，可一厥不醒，"半日远至一日"，乃至死亡。在发病前，通常有明显的诱发因素，例如情绪紧张、恐惧、惊吓、疼痛等，发作前有头晕、恶心、面色苍白、出汗等先期症状。发作时昏仆，不知人事，可伴有四肢逆冷。

1. 气厥

（1）实证

因情志异常、精神刺激而发作，突然昏倒，不知人事，伴有四肢厥冷，呼吸气粗，口噤拳握，舌苔薄白，脉伏或沉弦。

（2）虚证

发病前，一般有明显的情绪紧张、恐惧、疼痛或站立过久等诱发因素，发作时眩晕昏仆，面色苍白，呼吸微弱，汗出肢冷，舌淡，脉沉细微。

2. 血厥

（1）实证

大多因急躁恼怒而发，突然昏倒，不知人事，牙关紧闭，面赤唇紫，舌黯红，脉弦有力。

（2）虚证

因失血过多而发病，突然昏厥，面色苍白，口唇无华，伴有四肢震颤，自汗肢冷，目陷口张，呼吸微弱，舌质淡，脉芤或细数无力。

3. 痰厥

素有咳喘宿痰，多湿多痰，恼怒或剧烈咳嗽后突然昏厥，喉有痰声，或呕吐涎沫，呼吸气粗，舌苔白腻，脉沉滑。

4. 暑厥

发于暑热夏季，面红身热，突然昏仆，甚至谵妄，眩晕头痛，舌红干，脉洪数。

药酒疗法

（一）桂豉栀子酒

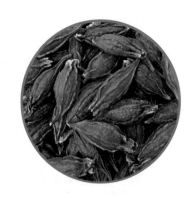

配　　方	淡豆豉30g，桂枝6g，生姜18g，栀子14g，黄酒70ml。
制　　法	将上述诸药捣碎或切成薄片，加入黄酒混匀，煎至味出，去渣，待温，即成。
功　　效	温阳救逆。

主　治	突然昏厥，四肢逆冷不温等症。
用法用量	口服。1次灌服之。
来　源	引自《药酒汇编》。

（二）苏合香醒酒

配　方	苏合香丸1粒，白酒10ml。
制　法	将苏合香丸用白酒化服（磨研即得）。
功　效	解郁辟秽，开窍醒神。
主　治	凡因寒邪或痰湿闭塞气机所引起的突然昏迷，不省人事者。
用法用量	口服。一次1粒。
来　源	引自《药酒汇编》。

注意事项

（1）注意营养，增强体质。

（2）注意思想修养，陶冶情志，避免恶性的精神和环境刺激。

（3）对已发厥证者，应当加强护理，密切观察病情的发展、变化，采取相应措施救治。苏醒后，要消除其紧张情绪，针对不同的病因予以不同的饮食调养，例如暑厥患者，宜给予清凉素淡饮食，并多进食鲜水果或果汁。

（4）厥证患者应当严禁烟酒及辛辣香燥之品，以免助热生痰，加重病情。

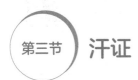

第三节　汗证

汗证是指由于阴阳失调，腠理不固，而致汗液外泄失常的病证。其中，不因外界环境因素的影响，而白昼时时汗出，动辄益甚者，称为自汗；寐中汗出，醒来自止者，称为盗汗，也称为寝汗。《明医指掌，自汗盗汗心汗证》对自汗、盗汗的名称作了恰当的说明："夫自汗者，朝夕汗自出也。盗汗者，睡而出，觉而收，如寇盗然，故以名之。"出汗为人体的生理现象。在天气炎热、穿衣过厚、饮用热汤、情绪激动、劳动奔走等情况下，出汗量增加，此属正常现象。在感受表邪时，出汗又是驱邪的一个途径，外感病邪在表，需要发汗以解表。

临床表现

汗证以汗出过度为主要表现的自汗盗汗，其临床特征是：①自汗表现为白昼时时汗出，动则益甚，常常伴有气虚不固的症状；盗汗表现为寐中汗出，醒后即止，常常伴有阴虚内热的症状。②无其他疾病的症状及体征。

1．肺卫不固

汗出恶风，稍劳汗出尤甚，易于感冒，体倦乏力，面色少华，脉细弱，苔薄白。

2．营卫不和

汗出恶风，周身酸楚，时寒时热，或伴有半身、某局部出汗，苔薄白，脉缓。

3．心血不足

自汗或盗汗，心悸少寐，神疲气短，面色不华，舌质淡，脉细。

4．阴虚火旺

夜寐盗汗或有自汗，五心烦热，或伴有午后潮热，两颧色红，口渴，舌红少苔，脉细数。

5．邪热郁蒸

蒸蒸汗出，汗液易使衣服黄染，面赤烘热，烦躁，口苦，小便色黄，舌苔薄黄，脉象弦数。

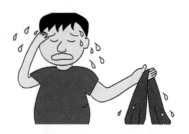

药酒疗法

（一）人参酒

| 配　方 | 人参30g，白酒500ml。 |
| 制　法 | 采用冷浸法制作，将人参置于白酒内，加盖密封，置阴凉处，浸泡7 |

日后即可服用。酒尽添酒，味薄即止。

功　　效	补中益气。
主　　治	面色萎黄、神疲乏力、气短懒言、声低、心慌、自汗、食欲缺乏、易感冒等症。
用法用量	口服。每次服20ml，每日早、晚各服1次。
来　　源	引自《本草纲目》。

（二）党黄酒

配　　方	党参、黄芪各35g，白酒600ml。
制　　法	将上述诸药置于洁净容器中，加入白酒，密封，浸泡15日即成。
功　　效	健脾益气、益肺固表。
主　　治	气短乏力、盗汗畏风等。
用法用量	口服。每日2次，每次服15ml。
来　　源	引自《药酒汇编》。

（三）松子酒

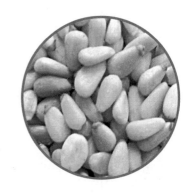

配　　方	松子仁70g，黄酒500ml。
制　　法	先将松子仁炒香，捣烂成泥，备用；再将黄酒倒入小坛内，放入松子仁泥，置于文火上煮鱼眼沸，取下待冷，加盖密封，置阴凉处。经3昼夜后开封，用细纱布滤去渣，储入净瓶中备用。
功　　效	补气血、润五脏、止渴、温肠。
主　　治	病后体虚、口渴愈发、羸瘦少气、头晕目眩、咳嗽痰少、皮肤干燥、心悸、盗汗等症。
用法用量	口服。每日3次，每次服20～30ml。凡大便溏泻、滑精及有湿痰者忌服。
来　　源	引自《民间百病良方》。

注意事项

（1）出汗多者，需经常更换内衣，并注意保持衣服、卧具干燥清洁。

（2）汗出之时，腠理空虚，易于感受外邪，故当避风寒，以防感冒。汗出之后，应及时用干毛巾将汗擦干。

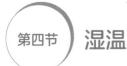

湿温

湿温又名湿瘟，是一种由感受湿热之邪而引起的外感热病，病程缓长，后期易化热燥而致神志昏蒙诸症，其病以中焦脾胃为中心，多发于夏秋雨湿季节。临床特点为身热缠绵，胸痞身重，苔腻不渴，病程缓长，后期易化热燥而致神志昏蒙诸症。

临床表现

1. 湿遏卫阳

恶寒，无汗，身热不扬，头部沉重感，胸痞，不渴或渴不欲饮，伴有四肢酸困，肌肉烦疼。

2. 湿重于热

身热起伏，午后热增，头重身重，困乏呆钝，胸闷脘痞，腹胀便溏，溲短浑浊，渴不思饮。

3. 湿热并重

发热渐高，汗出不解，口渴不欲多饮，心烦脘痞，恶心呕逆，小便短赤，大便溏而不爽，或可见黄疸，或神志昏蒙，时清时昧。

4．热重于湿

身热壮盛，口渴引饮，面赤大汗，呼吸气粗，脘痞身重。

5．湿热化燥

壮热大汗，面赤烦渴，呼吸气粗，脉象洪大；或伴有潮热谵语，腹满便秘。

6．热入营血

身热，入夜尤甚，心烦不安，时有谵语或神昏不语，或手足抽搐，斑疹隐隐，舌绛少苔。病情进一步发展，深入血分，则可见灼热躁扰，骤然腹痛，便下鲜血；或吐血、衄血。若出血不止，则进而可见身热骤退，面色苍白，汗出肢冷，呼吸短促，舌淡无华，脉象微细急促等危象。

药酒疗法

（一）藿朴二术酒

配　　方	藿香9g，川厚朴5g，白术50g，苍术、生薏苡仁各15g，黄酒500ml。
制　　法	将上述诸药捣碎，置于洁净容器中，加入黄酒，密封，隔水煮沸后，浸泡1~2宿后，过滤去渣，即成。
功　　效	健脾燥湿，宣化表湿。
主　　治	脾虚湿停，兼感外邪之证。兼治中湿。
用法用量	口服。每次服50~80ml，日服3次。
来　　源	引自《药酒汇编》。

（二）三仁酒

配　　方	生薏苡仁、杏仁、滑石（另包）各50g，竹叶、白通草、川厚朴、半夏各30g，白蔻仁20g，江米酒1.5L。
制　　法	将上述诸药捣细，置于洁净容器中，加入江米酒，密封，浸泡7日后，过滤去渣，即成。
功　　效	清热利湿，宣化和中。
主　　治	湿温初起，暑热挟湿，头痛身重，胸闷，食欲缺乏。
用法用量	口服。每次服20ml，日服3次。

注意事项 避风，孕妇忌用。

来　　源 引自《温病条辩》。

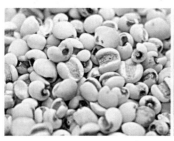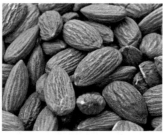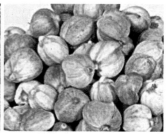

（三）藿朴夏苓酒

配　　方 藿香、半夏、泽泻各6g，赤茯苓、淡豆豉、猪苓、杏仁各9g，蔻仁、川厚朴各3g，生薏苡仁12g，黄酒400ml。

制　　法 将上述诸药捣碎，用黄酒加水400ml，煎至减半，过滤去渣，即成。

功　　效 芳香淡渗，宣化湿热。

主　　治 湿温初起，身热倦怠，胸闷口腻不渴，苔白滑。

用法用量 口服。每日1剂，日服2或3次。

来　　源 引自《药酒汇编》。

注意事项

（1）增强体质，特别是注意保护脾胃的健运功能，防止湿热内生，是预防本病的关键。

（2）饮食有节，勿恣食生冷甘肥，尤其在夏秋之季，饮食更须注意洁净清淡。

（3）注意劳逸结合不可以劳累过度，也要注意运动锻炼。

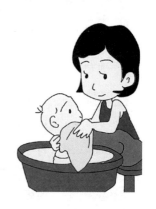

（4）湿温病持续发热者，可以用擦浴疗法：将清水煮沸，加入柴胡、荆芥、紫苏、薄荷各25g，再煮5分钟，待水温适中，进行全身擦浴，微汗而热退。

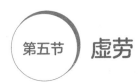

第五节　虚劳

虚劳又称为虚损，是由于禀赋薄弱、后天失养及外感内伤等多种原因引起的，以脏腑功能衰退，气血阴阳亏损，日久不复为主要病机，以五脏虚证为主要临床表现的多种慢性虚弱症候的总称。虚劳是气血津液病证中涉及脏腑及表现证候最多的一种病证，临床较为常见。《金匮要略·血痹虚劳病脉证并治》首先提出了虚劳的病名。虚劳涉及内容较广，可以说是中医内科中范围最广的一个病证。凡是禀赋不足，后天失养，病久体虚，积劳内伤，久虚不复等所致的多种以脏腑气血阴阳亏损为主要表现的病证，均属于本病证的范围。

临床表现

虚劳多发生于先天不足，后天失调，及大病久病，精气耗伤的患者。病程一般较长，症状逐渐加重，短期不易康复，以脏腑功能减退、气血阴阳亏损所致的虚弱、不足的证候为其特征，在虚劳共有特征的基础上，由于虚损性质的不同而有气、血、阴、阳虚损之分。

1. 气虚

（1）心气虚：心悸，气短，劳则尤甚，神疲体倦，自汗，舌质淡，脉弱。

（2）肺气虚：短气自汗，声音低怯，时寒时热，平素易于感冒，面白，舌质淡，脉弱。

（3）脾气虚：饮食减少，食后胃脘不舒，倦怠乏力，大便溏薄，面色萎黄，舌淡苔薄，脉弱。

（4）肾气虚：神疲乏力，腰膝酸软，小便频数而清，白带清稀，舌质淡，脉弱。

2. 血虚

（1）肝血虚：头晕，目眩，胁痛，肢体麻木，筋脉拘急，或筋惕肉瞤，妇女月经不调甚则闭经，面色不华，舌质淡，脉弦细或细涩。

（2）心血虚：心悸怔忡，健忘，失眠，多梦，面色不华，舌质淡，脉细或结代。

（3）脾血虚：体倦乏力，纳差食少，心悸气短，健忘，失眠，面色萎黄，舌质淡，苔白薄，脉细缓。

3．阴虚

（1）心阴虚：心悸，失眠，烦躁，潮热，盗汗，或口舌生疮，面色潮红，舌红少津，脉细数。

（2）肝阴虚：头痛，眩晕，耳鸣，目干畏光，视物不明，急躁易怒，或肢体麻木，筋惕肉瞤，面潮红，舌干红，脉弦细数。

（3）肺阴虚：干咳，咽燥，甚或失音，咯血，潮热，盗汗，面色潮红，舌红少津，脉细数。

（4）脾胃阴虚：口干唇燥，不思饮食，大便燥结，甚则干呕，呃逆，面色潮红，舌干，苔少或无苔，脉细数。

（5）肾阴虚：腰酸，遗精，两足痿弱，眩晕，耳鸣，甚则耳聋，口干，咽痛，颧红，舌红，少津，脉沉细。

4．阳虚

（1）心阳虚：心悸，自汗，神倦嗜卧，心胸憋闷疼痛，形寒肢冷，面色苍白，舌质淡或紫暗，脉细弱或沉迟。

（2）脾阳虚：面色萎黄，食少，形寒，神倦乏力，少气懒言，大便溏薄，肠鸣腹痛，每因受寒或饮食不慎而加剧，舌质淡，苔白，脉弱。

（3）肾阳虚：腰背酸痛，遗精，阳痿，多尿或不禁，面色苍白，畏寒肢冷，下利清谷或五更腹泻，舌质淡胖，有齿痕，苔白，脉沉迟。

药酒疗法

（一）人参枸杞酒

配　方　人参200g，枸杞子35g，熟地黄10g，冰糖40g，白酒1L。

制　法　先将人参洗净、晒干、切片，将枸杞子去杂质，熟地黄切碎，与白酒一同置于洁净容器中，密封浸泡。每日振摇1次，10日后即可去渣留液，加入冰糖溶解。

功　效　益气养血，滋阴明目。

主　治　诸虚劳损、营养不良、少食倦怠、惊悸健忘、头痛眩晕、失眠等症。

用法用量　口服。每次20ml，每日3次。

来　　源 引自《中国药膳学》。

（二）钟乳丹参酒

配　　方 薏苡仁、山茱萸各100g，钟乳24g，丹参18g，杜仲、石斛、天冬各15g，防风、牛膝、黄芪、川芎、当归各12g，制附子、秦艽、桂心、干姜各9g，白酒1.5L。

制　　法 将上述诸药捣碎，装入药袋中，置于洁净容器中，加入白酒，密封，浸泡7日后，过滤去渣即成。

功　　效 温补脾肾，通利关节，活血祛风，滋阴柔肝。

主　　治 风虚劳损、脚痛、冷痹、羸弱瘦挛弱、不能履行。

用法用量 口服。初服10ml，渐加之，以不醉为度，日服2次。

来　　源 引自《备急千金要方》。

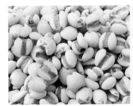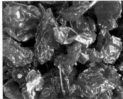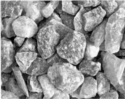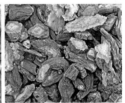

（三）黄芪浸酒方

配　　方 萆薢、黄芪、肉桂心、制附子、白茯苓、山茱萸、石楠各30g，防风45g，石斛、杜仲（炙微黄）、肉苁蓉（酒浸炙）各60g，白酒1.8L。

制　　法 将上述诸药洗净切碎，放入药袋中，扎紧药袋口，加入白酒，密封，每日振摇1～2次，浸泡15日后，过滤去渣即可。

功　　效 补益肝肾，温经散寒，疏风渗湿。

主　　治 虚劳膝冷。

用法用量 口服。每次空腹温服10ml，每日2次。

来　　源 引自《太平圣惠方》。

（四）补虚黄芪酒

配　　方 黄芪、五味子各120g，防风、川牛膝各90g，独活、山茱萸各60g，白酒6L。

制　法　将上述诸药洗净晒干，切碎后装入药袋中，置于洁净容器中，加入白酒，密封，浸泡5~7日后，过滤去渣即成。

功　效　补虚泻实，活血祛风，温经止痛。

主　治　虚劳、手足遂冷、腰膝疼痛。

用法用量　口服。每次空腹温服10~15ml，日服1~2次。

来　源　引自《圣济总录》。

（五）复方秦艽酒

配　方　川芎、秦艽、牛膝、防风、桂心、独活、茯苓各30g，丹参、杜仲各240g，侧子（炮裂去皮、脐）、石斛（去梢黑者）、麦冬、炮姜、地骨皮各45g，五加皮150g，薏苡仁30g，火麻仁（炒）60g，白酒7.5L。

制　法　将上述诸药洗净切碎，放入细纱袋中扎紧药袋口，加入白酒密封，每日振摇1次，浸泡15日后，过滤去渣即可。

功　效　祛风湿，补脾肾，活血通络。

主　治　肾劳虚冷干枯，忧患内伤，久坐湿地则损。

用法用量　口服。每次空腹温服10ml，每日2次。

来　源　引自《圣济总录》。

（六）醍醐补虚酒

配　方　醍醐60g，黄酒500ml。

制　法　将黄酒倒入砂锅内，置于火上煮沸，将醍醐置于加热的酒中，搅拌溶化，将坛离火等冷，静置过滤，澄清即成。

功　效　补虚填髓，滋阴润燥，养营止渴，兼祛风湿。

主　治　虚劳、消渴、便秘、中风烦热、皮肤瘙痒等症。

用法用量　口服。每次饮前温饮20~30ml，每日早、晚各1次。

来　源　引自《养老奉亲书》。

注意事项

（1）调理饮食，戒烟酒。

（2）对辛辣厚味，过分滋腻、生冷不沽之物，则应少食甚至禁食。

（3）生活起居要有规律，做到动静结合，劳逸适度。

（4）根据自己体力的情况，适当地参加户外散步，气功锻炼，打太极拳等活动。

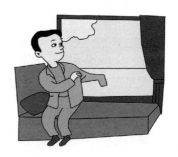

（5）病情轻者，可以适当安排工作和学习。

（6）保持情绪稳定，舒畅乐观，有利于虚劳的康复。

（7）注意冷暖，避风寒，适寒温，尽量减少伤风感冒。

第六节　癥瘕

妇女下腹有结块，或胀，或满，或痛者，称为"癥瘕"。癥与瘕，按其病变性质有所不同。癥，坚硬成块，固定不移，推揉不散，痛有定处，病属血分，瘕，痞满无形，时聚时散，推揉转动，痛无定处，病属气分。癥瘕的致病机制多因正气虚弱，脏腑功能失调导致气滞、血瘀、痰浊、湿热之邪单独或相并作用于机体后，日久渐结于下腹胞中而发生癥瘕。常见的以气滞血瘀、痰瘀互结和湿热瘀结等因素结聚而成。本病相当于西医学的女性生殖系统肿瘤、盆腔炎性包块、子宫内膜异位症等。

临床表现

1. 气滞血瘀证

小腹胀满，积块不坚，推之可移，或上或下，痛无定处；或可见胞中积块坚硬，固定不移，疼痛拒按，面色晦暗，肌肤乏润，月经量多或经期延后，口干不欲饮，舌边瘀点，脉沉涩。

2. 湿热瘀结证

小腹有包块拒按，下腹及腰骶疼痛，带下量多，色黄或五色杂下，可伴有经期提前或延长，经血量多，经前腹痛加重，烦躁易怒，发热口渴，便秘溲黄，舌红，苔黄腻，脉弦滑数。

3．痰瘀互结证

下腹包块时或作痛，按之柔软，带下较多，色白质黏腻，形体畏寒，胸脘痞闷，小便不多，舌质暗紫，舌苔白腻，脉细濡或沉滑。

药酒疗法

（一）桂心酒（二）

配　方　桂心、牡丹皮、赤芍、牛膝、干漆、土瓜根、牡蒙各120g，吴茱萸100g，大黄90g，黄芩、干姜各60g，虻虫200枚，䗪虫、蛴螬、水蛭各70枚，乱发灰（血余炭）、细辛各30g，僵蚕50枚，大麻仁、灶突墨各300g，干地黄180g，虎杖根、鳖甲各150g，菴子200g，白酒8L。

制　法　将上述诸药研为粗末，装入药袋，置于洁净容器中，加入白酒，密封，浸泡7~10日后，过滤去渣，即成。

功　效　活血化瘀，温经燥湿，通经化结。

主　治　月经不通，形成癥瘕。

用法用量　口服。每次服20~40ml，日服2次。

来　源　引自《备急千金要方》。

（二）牛膝元胡酒

配　方　川牛膝500g，元胡100g，白酒1.5L。

制　法　将上述诸药切碎，置于洁净容器中，加入白酒，密封，浸泡7天后，或置热灰中令温，个药味出，即可取用。用时过滤去渣，即成。

功　效　活血导浊，理气止痛。

主　治　猝暴腹中刺痛，昼夜啼。

用法用量　口服。每次服50~100ml，或随量服之，日服2次。

来　源　引自《药酒汇编》。

（三）三仙二香酒

配　方　焦三仙90g，制香附60g，元胡、炒白术各30g，青皮15g，槟榔

15g，青木香15g，白酒1.5L。

| 制　　法 | 将上述诸药共为粉末，入布袋，置于洁净容器中，加入白酒，密封，浸泡7天后，过滤去渣，即成。 |

| 功　　效 | 行气化积。 |

| 主　　治 | 瘕证，按之有形，聚散无常，痛无定处。 |

| 用法用量 | 口服。每次服10～20ml，日服3次。 |

| 来　　源 | 引自《中国药酒配方大全》。 |

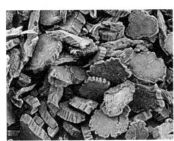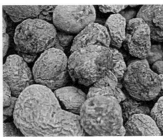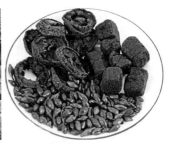

（四）莔藋根酒

| 配　　方 | 莔藋根100g，白酒300ml。 |

| 制　　法 | 将莔藋洗净，切细，置于洁净容器中，加入白酒，密封，浸泡3～5日后即可取用；若欲速得服，可置于热灰中令微温，令药味速出，浸1宿即可服之。用时过滤去渣，即成。 |

| 功　　效 | 化癥消积。 |

| 主　　治 | 猝暴癥，腹中有物，坚如石，痛欲死。 |

| 用法用量 | 口服。每次温服50～100ml，日服3次。药酒尽复作服之。 |

| 来　　源 | 引自《普济方》。 |

注意事项

（1）生活起居要有规律，应劳逸适度、节性欲、内调七情，稳定情绪，保持气血和调，以利病体早日痊愈。

（2）非经期时，可以参加正常工作，但不宜过度劳累，可作适当的运动如打太极拳、散步，同时慎起居，防外邪侵入，对于月经过多致体虚贫血者应多卧床休息。

（3）经期应保持外阴清洁，防止疾病发生，月经垫要清洁，禁止盆浴和游泳。

（4）月经过多继发贫血患者，经期应避免过劳与精神刺激，卧床休息。

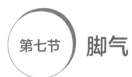

脚气

脚气，通常是指脚的湿气，主要有两方面原因：其一，饮食不当，使脾胃失调，生内热，其湿气下注，发表于足；其二，人体长期处于湿热环境，致使外湿入体发于表，尤指脚部。中医把脚气大致分为三种类型：寒湿脚气、湿热脚气、瘀血寒毒。

临床表现

1. 寒湿脚气

脚趾间或足底部潮湿糜烂，瘙痒，或伴有浸淫黄水，或麻木冷痛，或溃烂蜕皮，手足不温，甚至脚趾肿胀，舌淡，苔白，脉沉。

2. 湿热脚气

脚趾间或足底部潮湿糜烂，瘙痒，或浸淫流黄水，或可见红肿溃烂蜕皮，甚至脚趾肿胀，舌红，苔黄，脉沉或无变化。

3. 瘀血寒毒

脚趾间或足底部潮湿糜烂，瘙痒，疼痛，或浸淫流脓血水，脚趾颜色暗紫，或伴有痒痛，或溃烂蜕皮，甚至脚趾肿胀，舌质暗，苔薄，脉沉。

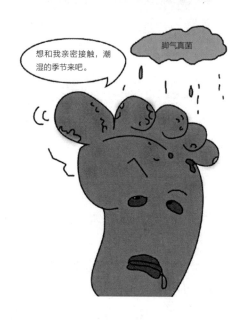

药酒疗法

（一）白杨皮酒

配　方	白杨皮50g，白酒500ml。
制　法	将白杨皮切片，置于洁净容器中，加入白酒，密封，浸泡。3~7日后即可服用。

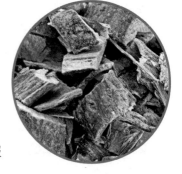

功　效	清热解毒，利水杀虫。
主　治	风毒脚气，腹中痃癖如石者。
用法用量	口服。晨起服之，每日服3次，每次服20~30ml。
来　源	引自《医部全录》。

（二）松节麻仁酒

配　方	肥松节500g，大麻仁200g，干生地黄、生牛蒡、牛膝根各100g，丹参、萆薢各60g，桂心30g，白酒3L。
制　法	将牛蒡根去皮后，与其他诸药共洗净捣碎，用纱布袋包好，与白酒一同置于洁净容器内，密封，浸泡。每日振摇1次，7~10日后即可过滤去渣取液。

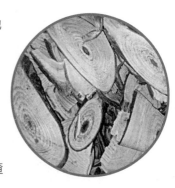

功　效	养阴温阳，解毒疏筋。
主　治	风毒脚气、痹挛掣痛。
用法用量	口服。每日服2次或3次，每次服20~30ml，饭前饮服。
来　源	引自《太平圣惠方》。

（三）生地黄酒

配　方	生地黄（干品）、牛蒡子各500g，杉木节、牛膝各150g，丹参60g，大麻仁250g，独活、防风、地骨皮各90g，白酒4.5L。

制　法	将上述诸药加工成粗末，用药袋包好，与白酒一同置于洁净容器中，密封，浸泡。每日振摇数次，放置14～21日后，过滤去渣，取其滤汁，贮瓶备用。
功　效	凉血活血，祛风除湿。
主　治	脚气肿满、烦疼少力等。
用法用量	口服。每日服3次，每次饭前温服10～20ml。
来　源	引自《普济方》。

（四）香豉酒

配　方	香豉250g，白酒1.5L。
制　法	将香豉混入白酒内，密封，浸泡。每日振摇1～2次，3日后即成。
功　效	清心除烦，祛湿痹。
主　治	脚气。
用法用量	口服。每日不拘时，随量饮服，但不可太醉。
来　源	引自《外台秘要》。

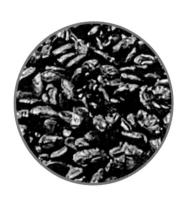

（五）香豉橘皮酒

配　方	香豉30g，橘皮15g，生姜20g，葱20g，白酒500ml。
制　法	将上述诸药细切，任意调和，先熬油令香，次下诸物熬熟，以绵裹内铛中，着酒浸。
功　效	利腰脚。
主　治	防治脚气。
用法用量	口服。任性饮之。
来　源	引自《外台秘要》。

（六）乌药酒

配　方	土乌药（即矮樟树根）30g，白酒100ml。
制　法	将土乌药粉为细末，装入药袋中，与白酒一同置于洁净容器中，密封，浸泡。12小时后即可服用。口服。

| 功　　效 | 理气散寒。 |

| 主　　治 | 脚气。 |

| 用法用量 | 口服。每日2次或3次，每次空腹温服30ml。 |

| 来　　源 | 引自《世医得效方》。 |

（七）丹参石斛酒

| 配　　方 | 石斛60g，丹参、川芎、当归、杜仲、防风、党参、白术、肉桂、五味子、茯苓、陈皮、山药、黄芪各30g，干姜、牛膝各45g，炙甘草15g，白酒2L。 |

| 制　　法 | 将上述诸药研末，一同置于洁净容器中，加入白酒，密封，浸泡。每日振摇1次或2次，7日后即可过滤去渣留液。空腹温饮。 |

| 功　　效 | 益气活血，祛风散寒，舒筋通络。 |

| 主　　治 | 脚气痹弱、筋骨疼痛。 |

| 用法用量 | 口服。初服10～20ml，渐加至30ml，每日2次。 |

| 注意事项 | 阴虚火旺、大便溏泄者忌服。 |

| 来　　源 | 引自《圣济总录》。 |

注意事项

（1）保持脚部清洁干燥，勤换鞋袜，趾缝密紧者可用草纸夹在中间。

（2）公共场所，不与他人共用拖鞋，且不在游泳池等地的脏水中走动。

（3）加强体育锻炼，增强机体抵抗力。运动可以缓解压力、活络身体器官运作，加速湿气排出体外。

（4）保证饮食营养，少食辛辣刺激性食物，建议禁烟酒。

（5）保证心情舒畅。

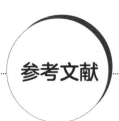

参考文献

[1] 罗兴洪. 药酒养生 [M]. 北京: 金盾出版社, 2012.

[2] 尤优. 学做药酒不生病 [M]. 北京: 北京联合出版公司, 2014.

[3] 樊凯芳. 药酒 [M]. 北京: 科学出版社, 2017.

[4] 田燕. 古今药酒配制1000方 [M]. 郑州: 河南科学技术出版社, 2017.

[5] 邓沂, 吴玲燕. 茶饮与药酒方集萃 [M]. 北京: 人民卫生出版社, 2018.